HYGIÈNE DU PAYSAN

L'HYGIÈNE DU PAYSAN

TRAITÉ POPULAIRE

D'HYGIÈNE RURALE

PAR

Le Dr BŒLL (de Baugé)

Officier d'Académie

Chevalier du Mérite agricole

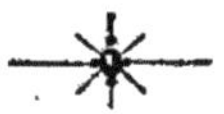

ANGERS

IMPRIMERIE GASTON PARÉ

34, RUE DU CORNET, 34

—

1896

AVERTISSEMENT DE L'ÉDITEUR

L'Éditeur avertit que c'est avec grande confiance qu'il met ce petit livre entre les mains du public, et surtout des enfants des écoles.

En effet :

Cet ouvrage n'existait pas. De plus, il paraît au moment opportun, au moment où, sur la demande des Conseils généraux de nombreux départements, le Ministre de l'Instruction publique prescrit dans les écoles, l'enseignement effectif de l'agriculture et des sciences qui s'y rattachent.

L'auteur n'est pas un inconnu pour le monde de l'enseignement. Il a publié un cours de sciences à l'usage des écoles primaires, ouvrage qui a eu plusieurs éditions. Un autre ouvrage destiné aux bibliothèques pratiques des familles et des écoles, intitulé : *Pansements usuels et Soins urgents* a eu le même succès.

En collaboration avec M. Sion, Directeur

d'Ecole normale, M. le D[r] BŒLL a publié, toujours pour les écoles, des *Notions élémentaires d'agriculture*, dont la Société des Agriculteurs de France a publié un éloge des plus flatteurs.

Une bonne partie de l'hygiène rurale que je présente aux lecteurs, a paru déjà dans divers journaux, notamment dans le « Journal de l'Agriculture. »

Le chapitre, *Le Logis*, est extrait d'un travail qui a obtenu le deuxième prix au Concours ouvert par la Société d'agriculture de Seine-et-Oise, en 1891, pour l'attribution du prix Lamayran.

G. PARÉ.

ACADÉMIE DE RENNES

INSPECTION ACADÉMIQUE
de
Maine-et-Loire

Angers, le 20 Juin 1896.

A Monsieur le docteur Bœll, délégué cantonal, Médecin Inspecteur des Écoles.

Monsieur,

J'ai lu avec le plus vif intérêt le livre d'hygiène dont vous avez bien voulu me communiquer les bonnes feuilles. Je crois comme vous que, pour propager les utiles notions de l'hygiène et détruire les préjugés dangereux à la santé, les instituteurs peuvent beaucoup en agissant sur les enfants, et par eux, sur leurs familles.

Ils auront dorénavant l'appui de votre expérience et de votre autorité.

Aussi, je me fais un plaisir de leur recommander particulièrement votre ouvrage.

Veuillez agréer, Monsieur, l'assurance de mes sentiments les plus distingués.

Fernand ROBERT.

Inspecteur d'Académie de Maine-et-Loire.

PRÉFACE

Sur les pas de la médecine, sa sœur aînée, l'hygiène a fait dans ce siècle un chemin prodigieux ; ou plutôt elle n'existait pas, et les médecins du dix-neuvième siècle l'ont créée, enrichie et organisée. Ils en ont fait une science définitive, et l'on est inexcusable de se laisser encore mourir, autrement que de vieillesse ou d'accidents. Pour répandre parmi les masses populaires des prescriptions si utiles à connaître et à pratiquer, le législateur en a introduit l'étude dans les programmes des Ecoles primaires. Aussi ces vingt dernières années ont-elles vu éclore une abondante floraison d'ouvrages sur l'hygiène, depuis les gros traités d'allure scientifique jusqu'aux manuels élémentaires et aux abrégés à l'usage des classes. Ces nombreux volumes sont naturellement de mérite inégal. Il en est de bons et d'excellents ;

d'autres qui justifient cette observation de Lakanal, que l'abrégé est l'opposé de l'élémentaire. Aucun, que je sache, n'avait encore été écrit pour les paysans, c'est-à-dire pour la classe sociale restée peut-être la plus étrangère aux notions et à la pratique de l'hygiène. M. le Dr Bœll a eu l'idée de combler cette lacune, en somme assez surprenante. C'était un dessein ingénieux et opportun. M. le Dr Bœll ne s'est pas contenté de l'avoir, il a su le réaliser. Il y fallait un praticien doublé d'un observateur, ayant l'expérience de la clientèle rurale. Et c'est bien la saveur des choses vues et vécues, qui fait le prix et l'originalité de ce petit livre, dont mainte page dénote une si exacte connaissance de la vie des campagnes. Il fallait encore que l'auteur sût habiller ses préceptes d'une forme simple et familière, allégée des termes trop savants, accessible aux enfants et au peuple. A cet égard M. le Dr Bœll avait fait ses preuves, et l'on ne s'étonnera pas que son *Traité d'hygiène rurale*, se recommande par les mêmes qualités d'élégance aisée et claire que ses *Notions élémentaires de sciences* avaient déjà fait apprécier.

Dans un petit livre primaire qui a rendu d'inappréciables services au moment où l'enseignement nouveau s'organisait, l'*Instruction morale et civique* de Pierre Laloi, on lit une historiette d'un symbolisme naïf et charmant. C'est le récit des tournées entreprises par le bon docteur John Burnett à travers les villages de son pays, pour y répandre les vérités de l'hygiène. Avant son passage, les villageois ne lavaient ni leur corps ni leurs habits ; leurs enfants mouraient en bas âge, faute de soins intelligents ; leurs maisons étaient mal construites, mal distribuées, mal aérées, avec le fumier aux portes ; ils s'entassaient à plusieurs dans une pièce unique, dont ils n'ouvraient jamais les fenêtres. Pour achever de les peindre, leur délassement favori était de fumer sans trêve et de s'adonner aux liqueurs fortes, dans l'ignorance où ils étaient des dangers de l'alcool et du tabac. Le bon docteur emploie, pour frapper ces esprits frustes, des moyens d'une amusante originalité. Il devient rapidement populaire ; on l'écoute, on le recherche, on suit ses avis, et le pays se transforme en peu d'années. Le bon docteur John Burnett, c'est aujourd'hui M. le Docteur Bœll. Son livre enseigne aux paysans à vivre d'une vie plus saine, plus heureuse et plus digne.

Il faut louer encore chez notre auteur, le souci qu'il a pris, sans rien omettre d'essentiel, de n'être pas trop complet. Par l'excessive profusion des détails, en matière de sophistication d'aliments par exemple, certains traités d'hygiène ressemblent à des manuels pour les falsificateurs. Il ne serait pas étonnant que des lecteurs indélicats les fissent justement servir à cet usage, comme Diderot assure que les hypocrites vont prendre aux représentations de *Tartuffe*, des leçons de dissimulation. Le moins qu'on puisse dire, c'est que ce luxe de renseignements spéciaux, s'il prouve l'étendue d'information de l'auteur, n'offre au lecteur qu'un intérêt de curiosité.

Je souhaite au petit volume de M. Bœll tout le succès qu'il mérite. On peut espérer qu'il pénétrera dans les écoles rurales, soit comme livre de classe, soit comme livre de prix ; et Messieurs les instituteurs ne sauraient manquer d'accueillir avec faveur un si utile auxiliaire. Sa place est marquée enfin, non seulement dans les bibliothèques populaires, mais aussi sur l'unique rayon, plus visité qu'on ne pense, de la modeste bibliothèque personnelle où le paysan d'aujourd'hui va chercher le dimanche quelque délassement aux travaux de la semaine ; il rencontrera cette fois dans sa lecture un agrément mêlé de profit.

E. Lestang,
Directeur de l'École Normale d'Angers.

AVANT-PROPOS

L'*hygiène* est la science qui enseigne *à conserver et à améliorer la santé.*

Il existe une *hygiène générale* dont les lois sont applicables à *tous les hommes dans toutes les conditions*; ainsi un Russe et un Malgache maigriront tous les deux si on les nourrit d'une manière insuffisante, ou périront si on leur fait respirer longtemps un air mélangé de vapeur de charbon. — Mais si l'on forçait le Malgache à vivre dans son pays où il fait très chaud, comme le Russe dans le sien où il fait très froid, il est certain qu'il se trouverait fort mal de ce genre d'existence.

Il y a donc une *hygiène spéciale* à chaque climat.

De même l'hygiène varie suivant les *conditions sociales* : ainsi le marin, le soldat, le mineur, le paysan, ont un genre de vie tellement différent, qu'il y a une *hygiène particulière* pour chacun d'eux.

Vivant depuis plus de vingt ans au milieu de

populations agricoles, au courant de tous les détails de la vie du paysan, connaissant ses préjugés, ses qualités, ses défauts, ses misères, je crois me rendre utile en publiant ces notes d'*hygiène rurale*, que je destine aux enfants des écoles des campagnes.

La lecture leur en sera, je l'espère, facile, car j'éviterai autant que possible l'emploi des termes techniques ; attachante, car je solliciterai leur attention sur une foule de détails qui leur sont familiers ; profitable enfin, car ils apprendront comment l'on doit vivre pour se porter aussi bien que possible, et imbus des préceptes sanitaires, ils en feront assurément l'application dans leurs familles.

Je crois rendre service aussi aux Instituteurs en mettant à leur disposition un manuel où ils trouveront les notions d'hygiène rurale qui feront forcément partie du plan d'enseignement de l'agriculture, enseignement si fortement recommandé par la circulaire ministérielle du 24 octobre 1885.

L'ouvrage est divisé en deux parties : La première est consacrée à l'enfance.

En présence de la diminution constante de la population en France par suite du tribut payé au néfaste biberon, j'ai cru devoir consacrer un chapitre à l'alimentation des nouveaux-nés et aux soins à leur donner.

Dans les chapitres suivants, j'étudie l'enfant à l'école.

Protéger la santé de l'écolier, en diminuer la mortalité, favoriser le développement du corps pour obtenir des citoyens robustes, des soldats vigoureux prêts à la défense de la Patrie, n'est-ce-pas là le but de l'hygiène scolaire ?

Je ne pouvais donc passer sous silence les questions relatives à la salubrité des écoles rurales.

Dans la seconde partie, j'étudie l'adulte dans les différents actes de la vie. — Je passe successivement en revue l'alimentation, le logis, le chauffage et l'éclairage ; le sommeil ; l'hygiène des vêtements, de la peau, des cheveux, des dents, des oreilles, des yeux ; les dépendances de la ferme ; les maladies transmissibles de l'homme à son semblable, et des animaux à l'homme ; les accidents de travail et les soins que tout le monde doit savoir donner en cas d'urgence. — Je termine enfin par quelques indications *sur ce que l'on doit faire en cas de maladie*, en attendant l'arrivée du médecin, *et surtout sur ce que l'on ne doit pas faire*.

Combien de fois une situation n'est-elle pas compromise par des pratiques absurdes, qui enlèvent quelquefois toute ressource à l'homme de l'art qu'on est allé chercher à toute extrémité.

En ajoutant ce dernier chapitre, je n'ai voulu que donner quelques idées précises sur la manière d'intervenir utilement quand les circonstances l'exigent.

Dr BŒLL.

PREMIÈRE PARTIE

CHAPITRE PREMIER

HYGIÈNE DU NOUVEAU-NÉ

I. — Alimentation des enfants nouveaux-nés

Pendant qu'à nos frontières les Allemands pullulent et se multiplient dans des proportions inquiétantes, *le nombre des naissances diminue chez nous à ce point que pendant qu'il naît 26 Français, l'Allemagne produit 38 à 40 Prussiens.*

La population diminue en France d'une manière constante, non seulement pour ce premier motif, mais en *second lieu parce qu'il meurt un très grand nombre d'enfants que l'on pourrait sauver si on voulait s'en donner la peine.*

Malheureusement, l'on ignore *qu'on tue littéralement 100,000 enfants tous les ans*, en leur donnant une nourriture qui ne convient pas à leur estomac, en les gorgeant de bouillie, de soupe, de vin, — on ignore *qu'il meurt, 50 enfants sur 100 qui sont élevés au biberon, alors qu'il ne meurt que 10 enfants sur 100 qui sont élevés au sein.*

C'est donc le sein qu'il faut aux nouveaux-nés, c'est le lait de la mère, ou le lait d'une nourrice, le lait de femme enfin ! C'est là *l'allaitement naturel.*

Si pour des raisons sérieuses il ne peut être pratiqué, on emploie alors le lait de vache ou de chèvre, c'est *l'allaitement artificiel*, qui, quoique beaucoup moins favorable que le premier, peut encore donner des résultats passables, s'il est bien dirigé.

1° Allaitement naturel

Dans les premières semaines, on peut donner à boire à l'enfant chaque fois qu'il crie ; vers l'âge de six semaines il est nécessaire de le *régler*. On donne alors toutes les deux ou trois heures le jour, et deux fois la nuit. A partir de quatre mois, les tetées doivent être moins nombreuses ; après six mois, l'enfant doit boire seulement toutes les trois heures, soit quatre à cinq tetées le jour et une ou deux la nuit.

La manière la plus sûre de voir si l'enfant profite, c'est de le *peser régulièrement toutes les semaines*.

Il faut donc commencer par se débarrasser de ce préjugé absurbe qui consiste à croire que c'est porter malheur à un enfant que de le peser à sa naissance. — C'est une chose indispensable au contraire, car, on pourra vérifier ainsi, si l'enfant vient bien. Or, il est prouvé qu'un enfant qui vient bien, doit gagner par jour :

30 à 20 grammes les 1er, 2e, 3e, 4e mois.
20 à 10 grammes les 5e, 6e, 7e, 8e mois.
10 à 5 grammes les 9e, 10e, 11e, 12e mois.

Jusqu'à six mois, l'enfant doit être exclusivement nourri au sein, à partir de ce moment, on pourra ajouter d'autres aliments : du lait de vache pur ou coupé, plus tard des bouillies légères ou des panades passées au tamis.

On pourra *sevrer* à douze mois et le sevrage devra être fait en une fois et non pas en plusieurs.

On doit éviter de sevrer pendant les grandes chaleurs, pendant la dentition, ou pendant une indisposition.

2° Allaitement artificiel

L'allaitement artificiel ne doit être employé, que quand il y a nécessité absolue, quand il est impossible de faire autrement.

On emploiera alors le lait de vache, qu'on aura toujours fait bouillir préalablement.

Cette précaution de faire bouillir le lait est indispensable.

Le lait bouilli se conserve mieux d'abord, ensuite l'ébullition tue les germes d'une maladie grave, la phtisie, dont la vache est souvent atteinte, et qui se transmet au nourrisson.

Le lait de vache ne sera pas donné pur d'emblée.

La 1re semaine on donnera 1 partie de lait pour 3 d'eau.

La 2e semaine on donnera 1 partie de lait pour 2 d'eau.

De 15 jours à 2 mois on donnera 1 partie de lait 1 d'eau.

Puis progressivement 2/3, 3/4, et le lait pur à 6 mois.

L'eau de coupage sera préablement bouillie et sucrée : 50 grammes de sucre pour 1 litre d'eau.

Les repas doivent être réglés comme il a été dit à propos de l'allaitement naturel, et le poids doit augmenter de la même manière.

Tous les biberons quels qu'ils soient se valent à peu près. Aucun ne vaut rien; il vaut mieux donner le lait au verre ou à la cuillère.

Mais si l'on tient absolument à se servir du biberon, il faut que cet instrument soit parfaitement propre : plusieurs fois par jour, il doit être lavé à l'eau chaude, les tubes nettoyés à grande eau et brossés.

Ce n'est qu'à ces conditions que l'allaitement artificiel peut donner des résultats relativement favorables.

On évitera de conserver le lait dans des vases poreux ou émaillés : les premiers s'imprègnent, et malgré les lavages à l'eau chaude, prennent une odeur aigrelette ; les seconds peuvent être attaqués par les acides du lait. — Un récipient en verre est de beaucoup préférable.

Le lait sera mis dans un endroit frais ; on le transvasera le moins possible.

Si on donne du lait coupé, on le chauffera en ajoutant l'eau bouillante; si l'eau n'est pas en quantité suffisante pour amener le lait à la température convenable (37°), on fera chauffer celui-ci au bain-marie.

En aucun cas, on ne recouvrira le lait pendant qu'il bout, car les gouttelettes de vapeur, en retombant, suffisent pour le faire cailler.

Que l'enfant soit élevé au sein ou au biberon, il faut savoir que les excréments ne doivent jamais contenir rien de vert ou de bleuâtre, ni de grumeaux blancs. — De même, *toute diarrhée* doit éveiller l'attention des parents.

II. — De la vaccination

De six semaines à deux mois, il faut faire vacciner l'enfant, à moins qu'il ne règne une épidémie de variole, auquel cas il est nécessaire de faire procéder, à n'importe quel âge, à cette petite opération, fût-ce le premier jour.

Il règne encore quelques préjugés à l'égard de la vaccination et à la campagne on hésite encore dans certaines contrées à faire inoculer les enfants.

Il est bon de savoir, qu'avant la découverte immortelle de Jenner (1796), la variole était un véritable fléau, puisqu'il est prouvé par les documents les plus sérieux que dans le siècle passé, elle a enlevé, à elle seule, un dixième de l'humanité. (En Europe, environ 400,000 individus par an !) De plus, la redoutable maladie laissait après elle un cortège effrayant d'infirmités dont l'une des plus fréquente était la cécité.

Voilà un premier fait.

Un second, c'est que depuis l'introduction de la vaccine, la mortalité générale est devenue moindre et que celle de la variole a été réduite au minimum ; si bien que le chiffre de la mortalité occasionné par la petite vérole est égal à zéro, ou celà ? dans l'empire allemand, où elle sévissait autrefois avec une intensité inouïe, mais où depuis plusieurs années la vaccination et la revaccination sont obligatoires.

La conclusion qui s'impose d'une manière indéniable, n'est-elle pas que le vaccin est un préservatif, temporaire, si l'on veut, mais efficace et certain de la variole?

On vaccine ordinairement de bras à bras; mais il est nécessaire que le sujet qui fournit le vaccin, soit absolument sain et bien portant. — Or, comme l'on n'est jamais sûr de l'existence de cette condition, mieux vaut inoculer le vaccin de génisse ou cow-pox, que l'on trouve aujourd'hui facilement et à prix minime.

Ce n'est que cinq ou six jours après l'inoculation, qu'apparaît au niveau de la piqûre, une petite vésicule transparente, qui indique que le vaccin a pris. — Toute éruption paraissant, deux ou trois jours après l'inoculation, est une fausse vaccine. C'est un insuccès et il faut recommencer avec d'autre vaccin.

III. — **Soins divers**

Quelques conseils utiles encore.

On emmaillotte ordinairement les enfants d'une manière défectueuse. — Presque toujours le *maillot est trop serré* et ne laisse aucune liberté aux membres de l'enfant. La poitrine elle-même est comprimée. — En second lieu, *on les couvre tellement*, que leur petit corps est habituellement en moiteur. — Rien n'est plus facile que de remédier à ces excès de précaution.

Il ne faut pas habituer les enfants à dormir dans les bras ou sur les genoux. — Ils deviennent rapidement exigeants à cet égard, et mieux vaut les laisser dormir dans leurs berceaux. — Si la mauvaise habitude de s'endormir dans les bras est contractée, il faut pour la combattre employer la fermeté, mettre l'enfant éveillé dans son lit, et entendre ses cris patiemment et sans faiblesse.

Les enfants s'habituent facilement à dormir au milieu du mouvement et du bruit, et c'est leur rendre service que leur donner cette habitude.

Vers l'âge de dix-huit à vingt mois, il est bon de faire cesser l'habitude de dormir le jour.

Enfin, avant de coucher les enfants, il est mauvais de les animer par des jeux excessifs, qui troublent leur sommeil.

Pour l'enfant, l'air est un besoin à l'égal de la nourriture. — Il faut donc les promener au grand air, à moins de mauvais temps. Les promenades doivent commencer dès huit à quinze jours ; mais on peut attendre un mois, six semaines, suivant la saison et les circonstances.

Les soins de propreté ont une très grande importance, et les lavages tièdes de tout le corps sont indispensables. — Un bain tiède toutes les semaines, donné le soir, est fort à recommander ; mais je n'approuve pas, pour l'enfant en bas âge les immersions ou les lavages froids, qui demandent une promptitude et un savoir faire, que l'on ne rencontre pas tous les jours à la campagne.

CHAPITRE II

LA SALUBRITÉ DE L'ÉCOLE

La réalisation du plus grand nombre des conditions de salubrité de l'école appartient à l'Autorité académique, aux Conseils d'hygiène et à l'Administration locale. Il y a cependant, relativement à l'orientation, la construction, les dimensions, la tenue d'une école, un certain nombre de principes que je crois utile de formuler.

1° Comme emplacement, on doit choisir un *terrain sec*. — *L'humidité nuit à la santé des enfants* qui restent huit heures par jour en classe. On doit *éviter de bâtir auprès des mares ou d'eaux stagnantes d'où se dégagent des émanations qui donnent la fièvre.*

2° L'air de la classe, continuellement vicié par la respiration des enfants et par d'autres causes encore, doit être chassé et *remplacé par un air pur venant du dehors*. — On obtient ce résultat par *la ventilation*.

Les systèmes de ventilateurs sont nombreux et

présentent des avantages plus ou moins grands. Mais je ne m'explique pas pourquoi l'on n'emploient pas les vitres perforées (système Geneste-Herscher) avec des trous coniques de 3 millimètres, espacés de 15 en 15 millimètres, dont la petite ouverture regarde en dehors, et l'ouverture évasée en dedans. — Employé surtout à l'étranger dans les casernes, les hôpitaux, les usines, ce système permet à l'air de pénétrer lentement et sans courant, et donne les résultats les plus satisfaisants.

En tout cas, le maître doit veiller à ce que *les fenêtres de la salle d'école soient largement ouvertes, hiver comme été, en l'absence des élèves et à chaque interruption des classes.*

3° Presque toutes les salles d'école sont chauffées à la campagne avec des *poëles en fonte.* — Ceux *en faïence* valent mieux.

L'usage des poëles en fonte n'a que peu d'inconvénients si l'on prend les précautions suivantes :

a. Placer sur le poële un vase rempli d'eau dont l'évaporation remédie à la sécheresse de l'air.

b. Supprimer absolument ce que l'on nomme la clef du poële, qui empêche les produits de la la combustion de s'échapper au dehors.

c. Empêcher les enfants de se grouper, de se tapir contre le poële, et pour cela, l'entourer d'une grille, pour les tenir éloignés.

J'ajoute à cette recommandation celle de *prohiber de la manière la plus absolue l'usage des bouillotes et des chaufferettes*.

Les bouillotes remplies d'eau chaude ne donnent qu'une mauvaise habitude, *mais les chaufferettes produisent toujours des accidents graves*, dont le moindre est la migraine. — Une seule chaufferette dans une salle peut occasionner des troubles de la santé. Que sera-ce donc, s'il y a quarante ou cinquante chaufferettes dans un espace limité et clos ainsi que cela se voit malheureusement trop souvent, surtout dans les écoles de filles ? — Le maître doit se rappeler et faire savoir aux élèves *que de la combustion lente du charbon il résulte la production d'un gaz qu'on nomme oxyde de carbone*, qui non seulement est impropre à la respiration et vicie l'air, mais encore est un poison pouvant devenir mortel. — Même de petites quantités d'oxyde de carbone respirées habituellement produisent du malaise, de la lourdeur de tête, et à la longue de la pâleur, de l'affaiblissement général et des névralgies.— Donc pas de chaufferettes, pas même une dans la classe !

4° Les paniers à provisions, les manteaux, parapluies, coiffures, ne doivent jamais pénétrer dans la classe, mais être déposés dans un vestiaire, ou, s'il n'en existe pas, dans le préau couvert ou dans le couloir.

Quel que soit le lieu de dépôt, il est important d'établir des *porte-manteaux convenablement espacés*, numérotés et portant chacun le nom d'un élève. — De cette manière, il n'existera aucune promiscuité d'effets d'habillement. — Rien ne favorise la contagion de la teigne comme cette fâcheuse habitude de jeter en un tas les coiffures des élèves, ou de se faire un jeu de les lancer dans toutes les directions.

5° Les lieux d'aisance doivent se trouver dans la cour, à bonne distance de la classe, *éloignés du puits*, et orientés de telle sorte que les vents ordinaires de la localité n'apportent pas les gaz qui s'en dégagent vers l'école ou le préau couvert. — A plus forte raison ne doivent-ils pas être placés dans celui-ci, ainsi que cela se remarque quelquefois.

Quel que soit le système de cabinet adopté, il doit se prêter facilement aux lavages, et être tenu avec une scrupuleuse propreté.

Dans les écoles de garçons, il sera bon d'installer des urinoirs séparés.

Le fosse, fixe et *cimentée de manière à être parfaitement étanche*, devra être vidée toutes les fois qu'il sera nécessaire. Enfin, on prendra soin de faire établir un tuyau d'évent ou d'aération, partant de la partie supérieure de la fosse et s'élevant au-dessus de la toiture des bâtiments.

6° Le mobilier scolaire : tables, bancs, etc., a été fixé par l'arrêté ministériel du 17 juin 1880, et les instructions annexées à l'arrêté du 18 janvier 1887. *Il est de toute nécessité de s'y conformer.* Les anciens mobiliers, tels qu'ils sont encore en usage dans un trop grand nombre d'écoles, produisent les déviations de la colonne vertébrale.

Beaucoup de bossus doivent leur infirmité à la défectuosité du mobilier scolaire.

7° Une excellente mesure consiste à faire, tous les ans, pendant les vacances, blanchir à neuf les murailles de l'école.

Le carrelage du sol, ou le plancher doivent être, plusieurs fois par an (tous les mois), lavés à grande eau, puis arrosés avec une solution de sublimé corrosif (5 grammes pour 10 litres d'eau).

CHAPITRE III

HYGIÈNE DE LA VUE A L'ECOLE

Une des affections les plus désagréables de l'œil est la myopie, qui rend la vue confuse et indistincte de loin et nette seulement pour les objets rapprochés.

Or, il existe une myopie scolaire, une myopie qui se développe particulièrement chez les écoliers, et qui doit appeler toute l'attention des personnes chargées de la direction ou de la surveillance des établissements d'instruction. Que de myopes dont l'infirmité provient de la fréquentation de l'école !

Le fait que le milieu scolaire a une action manifeste et marquée sur le développement de la myopie est surabondamment démontré par les statistiques faites dans tous les pays. — Il résulte encore des études qui ont été dirigées dans ce sens que cette affection est plus fréquente chez les élèves des hautes classes que chez ceux des basses classes, chez ceux qui travaillent beaucoup que chez ceux qui sont peu studieux, dans les écoles des villes que dans celles des campagnes, où la fréquentation est moins assidue. — Enfin, la myopie se voit plus souvent chez les garçons que chez les filles, les études de ces dernières étant ordinairement moins achevées.

Tout ce qui a pour effet de forcer les élèves à regarder de trop près constitue une condition favorable au développement de la myopie ; or, un certain nombre de causes peuvent obliger l'élève à regarder de près, je citerai en première ligne l'éclairage défectueux ou insuffisant.

L'éclairage d'une classe doit être tel que « pour « chaque place, l'enfant puisse lire sans effort, « sans hésitation, sur son pupitre, sans aucune « devination pour ainsi dire, les caractères qui « sont placés sous ses yeux. Pour cela, l'éclairage « intérieur doit se rapprocher autant que possible « de l'éclairage en plein air, sans soleil. »

Pour arriver à ce résultat, il faut que les fenêtres soient aussi larges et aussi hautes que possible ; c'est de la portion supérieure des fenêtres, en effet, qu'arrive le plus de lumière ; on doit donc condamner les baies arrondies, ou en ogive et obtenir que le bas des fenêtres arrive au moins au niveau de la hauteur des pupitres.

Il est nécessaire, de plus, que les élèves reçoivent la lumière de gauche. S'ils étaient placés dans l'autre sens, la main droite ferait ombre, à gauche, sur le papier ; or, le déplacement continu de cette ombre, dans l'action d'écrire, fatiguerait énormément la vue.

Pour l'éclairage de nuit, il y a intérêt à multiplier le plus possible les sources lumineuses, et c'est par insuffisance ordinairement que pêche le système d'éclairage adopté dans les salles d'étude.

La mauvaise impression des livres classiques est aussi une cause productive de la myopie ; les caractères employés doivent être suffisamment grands, les interlignes assez éloignés, assez distants ; enfin, le contraste entre le blanc du papier et le noir des caractères est fâcheux pour la vue. Pourquoi n'accepterait-on pas généralement l'emploi du papier jaune, de la teinte du bois, qu'un certain nombre d'éditeurs ont adopté ?

L'écriture penchée nécessite une application spéciale des yeux ; ce n'est donc pas sans raison que les hygiénistes les plus compétents réclament, pour la plupart, l'enseignement exclusif de l'écriture droite, et rejettent formellement l'écriture inclinée.

L'ancien mobilier scolaire, si défectueux à tous égards, était aussi une cause productrice de la myopie, à cause des attitudes vicieuses que les élèves étaient obligés de prendre.

Je dois dire quelques mots maintenant de quelques autres affections des yeux fréquentes chez les écoliers. Il existe un certain nombre d'inflammations oculaires de nature contagieuse; telles sont les conjonctivites granuleuses et les blépharistes parasitaires. — « Les granulations de la « conjonctivite, dit le savant oculiste Galezowski, « sont d'autant plus dangereuses que les enfants « sont très souvent sujets aux blépharites et aux « conjonctivites, ce qui rend les yeux larmoyants, « sensibles à la lumière. Cet état les prédispose « à s'essuyer et à se frotter les yeux fréquem« ment. Ils ont souvent recours pour cela à leurs « camarades, auxquels ils empruntent leurs mou« choirs ; et, pour peu que ceux-ci soient granu« leux, ils se transmettent ainsi l'affection granu« leuse. D'autres fois, c'est en se servant de la « même serviette, ou en se lavant dans la même « cuvette. Ces enfants portent la maladie dans « leurs familles, et voilà l'école devenue un centre « d'irridiation de cette grave maladie. »

Les contusions et les blessures des jeux, conséquences d'imprudences ou de coups, n'ont rien de particulier à l'école, si ce n'est la vivacité que les enfants mettent dans leurs jeux. M. Galezowski a appelé l'attention sur les blessures de l'œil par les plumes d'acier ; ces blessures, souvent très graves, sont occasionnées le plus souvent par la mauvaise habitude qu'ont les enfants de garder, en main ou à la bouche, leur porte-plume, soit quand ils se penchent, soit quand ils se baissent brusquement. Pour prévenir un semblable danger chez les élèves des classes inférieures, si peu maîtres d'eux dans leurs mouvements et dans leurs jeux, M. Galezowski a cru devoir demander la substitution des plumes d'oie aux plumes d'acier. Les plumes d'oie, en effet, sont souples, molles, elles se plient et n'entreront pas dans la cornée, qu'elles peuvent éroder, mais non transpercer.

Il suffit d'attirer l'attention des maîtres sur de pareils faits.

L'habitude d'étudier à une fenêtre ouverte, qui reçoit les rayons solaires frappant un mur opposé, est mauvaise. Il faut toujours éviter, autant que possible, la lumière réfléchie, qu'elle le soit par un mur, une route blanche, la neige, etc.

En principe, l'on doit, autant que possible, s'épargner de travailler à la lumière artificielle; mieux vaut se coucher de bonne heure et étudier le matin de meilleure heure. — Si l'on est obligé de faire un long usage de ses yeux à la lumière artificielle, il est bon de choisir un genre de travail qui ne soit pas minutieux, ou qui n'exige pas une grande contention de l'esprit, ou de faire la lecture dans des livres dont les caractères ne soient pas trop fins.

J'ajoute que l'on doit lire le moins possible au lit. C'est une mauvaise habitude qui exerce sur la vue l'influence la plus fâcheuse.

CHAPITRE IV

CONSEILS AUX MAITRES

J'ai dit quelle était l'importance du mobilier scolaire défectueux dans la production des déviations de la colonne vertébrale, mais le *meilleur pupitre ne vaut rien si les enfants s'y tiennent de travers.* Les maîtres doivent donc veiller à l'attitude des bras et des épaules, mais aussi à celle des reins et du siège. — Cette surveillance doit être très active, car, c'est pendant la période de croissance, que les attitudes vicieuses peuvent donner lieu à des déviations, des inclinaisons, des torsions, qui deviendront des difformités permanentes ou du moins très difficiles à guérir. C'est pendant la même période de croissance que les habitudes de station, de marche, de course, l'attitude des pieds, le balancement des hanches, le port de la tête sont autant de points sur lesquels il convient d'insister. Or, à cet égard, combien d'opinions fausses existent en pédagogie? Pour n'en citer qu'un seul exemple, combien de fois n'arrive-t-il pas, que, quand on commande à un élève de se tenir droit, il se creuse les reins et avance le ventre ? Combien de fois ne voit-on pas aussi des élèves qui se tiennent le buste bien droit, mais qui s'appuient fortement contre le bord interne de la table, position absolument vicieuse ?

Autre point important, l'hygiène des dents se rattache plus intimement qu'on pourrait le croire, à la surveillance sanitaire des écoles. C'est dans les limites de l'âge scolaire, en effet que tombent les dents de lait ou dents caduques (entre la 7e et la 9e année) pour être remplacées par les dents nouvelles dites permanentes. C'est à cet âge aussi que les lésions dentaires sont surtout curables et qu'une intervention peut être efficace.

C'est rendre grand service aux enfants que de les empêcher de se détériorer les dents, en cassant avec elles des noix, des noisettes, noyaux de fruits ou autres corps durs, tels que ficelles, fil de fer, etc., et dans les écoles de filles, des épingles ou du fil.

La salive a une grande importance pour la digestion ; c'est un motif pour que l'on comprenne qu'elle ne doit pas être dépensée inutilement.

Les enfants prennent facilement la mauvaise habitude de cracher à propos de tout, et à chaque instant. Que les parents et les maîtres leur fassent comprendre qu'ils perdent ainsi le produit d'une secrétion qui a son utilité.

Une autre habitude des plus fâcheuses et que l'on rencontre souvent chez les enfants, consiste à prendre en bouche des objets que d'autres personnes ont approché de leurs lèvres. — Qu'on le sache bien : l'usage commun d'objets usuels, verres, cuillers, écuelles, pipes, peut être le point de départ de maladies graves. — La communauté d'instruments de musique doit être rangée encore parmi les causes efficientes d'une foule d'affections de la bouche et des lèvres.

L'habitude de se ronger les ongles est très fréquente chez les jeunes garçons et chez les jeunes filles. — L'enfant s'absorbe en cette occupation et devient distrait ; de plus, les extrémités des doigts se déforment et prennent l'aspect de baguettes de tambour.

Il est souvent extrêmement difficile de faire renoncer à cette affreuse habitude.

Une autre habitude fâcheuse est celle de porter des cache-nez, ou de s'emmaillotter la tête et les oreilles dans des fichus ou des étoffes de laine. Rien ne prédispose plus aux rhumes que cette pratique si fréquente à la campagne. — Le visage et le cou doivent être exposés à l'air et c'est risquer de gaieté de cœur une foule de maladies que d'accoutumer ces régions à une chaleur pour laquelle elles ne sont pas faites.

L'habitude d'avoir la tête nue dans les classes, préaux et cours est excellente. — Cela fortifie contre les intempéries de l'air, endurcit l'enfant et évite bien des rhumes. Quant à la coiffure elle-même, la meilleure est le béret l'hiver et le chapeau de paille, à bords un peu larges, en été. Le fond de la coiffure doit toujours être percé d'une petite ouverture, servant à la ventilation.

Les cheveux sont souvent habités par des poux; il importe de faire disparaître ces parasites malgré les préjugés qui règnent à cet égard. — A la campagne, en effet, certaines personnes croient à l'utilité des poux, et sont convaincus que le fait d'en avoir est signe de bonne santé. C'est signe seulement de malpropreté.

Les cheveux sont aussi le siège de certaines maladies contagieuses sur lesquelles nous attirerons l'attention dans un autre chapitre.

C'est surtout chez les enfants qu'on observe la fréquence des corps étrangers introduits dans l'oreille. — A l'article hygiène de l'oreille, j'expose quelle est la ligne de conduite à suivre pour extraire les corps étrangers.

Très souvent, des enfants qui sont regardés comme distraits ou inoffensifs, et quelquefois réprimandés ou punis comme tels, sont simplement atteints d'un certain degré de surdité. Je rappelle cette particularité aux maîtres, parce qu'elle n'est pas rare ; il suffit de faire changer de place, de rapprocher de l'instituteur, et l'on facilite ainsi l'instruction des élèves présentant une insuffisance d'audition.

Les enfants s'introduisent souvent des corps étrangers dans les narines comme nous avons vu qu'ils le faisaient dans les oreilles. Si en faisant faire des mouvements brusques de respiration ou en produisant l'éternuement on ne parvient pas à extraire les objets introduits, il faut recourir à l'homme de l'art, car les tentatives que l'on ferait auraient pour résultats de refouler et d'enfoncer plus avant les corps étrangers, et de rendre leur extraction beaucoup plus difficile.

Par sa position au milieu de la figure et sa proéminence, le nez est sujet à une foule d'accidents ; chocs, chûtes, coups de poing : telles sont les principales causes des contusions du nez. La contusion du nez s'accompagne ordinairement de gonflement et d'un écoulement plus ou moins abondant de sang. Elle n'a ordinairement pas de suite inquiétante, et cède généralement à l'application de compresse imbibée d'eau fraîche ou à des lotions vinaigrées.

Un autre accident assez fréquent surtout chez les enfants, c'est le saignement de nez lequel ne présente habituellement aucune espèce de gravité. Il est même des cas où une hémorragie nasale constitue une petite saignée déplétive qui fait disparaître des lourdeurs ou des maux de tête dont on se plaignait auparavant.

Le saignement de nez peut devenir inquiétant cependant par sa fréquence, son abondance ou sa durée.

Quand une hémorragie importante se produit, il faut d'abord faire rester debout ou assis, la tête droite, levée, et comprimer avec le doigt la narine par où coule le sang. On peut joindre à cette manœuvre l'élévation verticale du bras correspondant. Si l'hémorragie persiste, il faut exposer le malade à l'air et au froid, et lui faire des applications d'eau fraîche, d'eau vinaigrée ou de glace sur le front, les tempes, la nuque et le cou. En tout cas, il faut respirer par la bouche et éviter de se moucher.

Si le saignement de nez résiste à ces divers moyens, il importe d'avoir recours aux soins d'un médecin, et de ne pas continuer plus longtemps des tentatives qui occasionneraient un retard regrettable. — Enfin, il est bon de savoir que l'hémorragie nasale, accompagnée de fièvre, annonce souvent le début d'une fièvre typhoïde.

Un mot enfin sur les exercices physiques que l'on néglige beaucoup trop dans les écoles de la campagne où la gymnastique n'est que peu ou pas enseignée. C'est une erreur de croire qu'on ne peut faire de la gymnastique qu'avec des appareils spéciaux et compliqués; j'estime même que jusqu'à l'âge de douze ans, les agrès doivent être laissés complètement de côté. — On se contentera des exercices d'assouplissement qui amusent les enfants, développent leurs muscles et harmonisent leurs mouvements; à partir de l'âge de huit ans l'exercice devient une nécessité, surtout dans les cas de croissance trop rapide. Rien ne retarde mieux en effet (l'expérience l'a prouvé), la croissance en hauteur que les exercices gymnastiques énergiquement pratiqués. On constate alors qu'au lieu de grandir, les enfants grossissent, qu'au lieu de pousser en longueur, ils s'élargissent des épaules et des reins. Chez les enfants retardés dans leur croissance, il faut au contraire s'abstenir de gymnastique et exiger d'eux le repos.

Il faut aussi éviter le surmenage des muscles ; l'excès en tout est un défaut. Il en est de même pour la pratique de la gymnastique. Les marches exagérées, les mouvements désordonnés, les exercices trop fréquents ou trop prolongés deviennent souvent la cause d'accidents sérieux, et il est bon d'être averti de ce fait bien connu des spécialistes. On a même décrit une fièvre, ressemblant sous beaucoup de rapports à la fièvre typhoïde, et dont l'origine ne saurait être attribuée qu'au fonctionnement exagéré et excessif du système musculaire.

On ne devra pas se borner à enseigner la gymnastique dans les écoles de garçons. — Elle est indispensable dans les écoles de jeunes filles. — Leur culture physique est importante aussi, et on doit chercher, par certains exercices d'assouplissement, à rectifier certaines attitudes défectueuses, à favoriser leur développement et à rendre la constitution aussi vigoureuse que possible.

CHAPITRE V

LES MALADIES CONTAGIEUSES A L'ÉCOLE

Le grand nombre de lois, décrets, circulaires, ayant pour but de prévenir et de combattre les épidémies dans les écoles, prouve combien l'on attache d'importance à cette grave question ; et quoique chaque instituteur ou institutrice ait entre les mains tous les documents relatifs à la prescription hygiénique, je crois nécessaire d'y insister encore.

D'abord, toutes les notions théoriques demeurent stériles si on ne passe pas à leur application matérielle ; il faut mettre en pratique toutes les recommandations faites avec tant de sollicitude, si on veut en retirer les bénéfices désirables.

Il faut donc que les autorités locales, l'instituteur et le médecin inspecteur veillent à la stricte exécution des règlements, pour ce qui concerne la construction des écoles, leur aération, leur chauffage, leur tenue, le voisinage des latrines, les conditions d'étanchéité des fosses d'aisances, etc., la pureté des eaux de boisson.

Cette dernière question a une importance capitale.

Toute école doit être pourvue d'une *eau pure*, c'est-à-dire, à l'abri de toute infiltration de matières provenant de fosses d'aisances, d'égouts, ou de rigoles amenant les déjections des animaux, d'une eau ne contenant aucun germe capable d'engendrer des maladies.

Comment s'assurer de cette pureté de l'eau ? Il n'existe qu'un moyen : *la faire analyser et examiner au microscope.* — Cela n'a rien qui doive effrayer : une analyse de cette nature ne coûte pas cher, et une municipalité ne peut pas se refuser à cette petite dépense indispensable.

Si on n'est pas absolument sûr de la pureté de l'eau que l'on met à la disposition des enfants, il faut les pourvoir d'eau filtrée ou bouillie.

Je rejette, pour ma part, l'emploi de l'eau filtrée ; d'abord, un bon filtre est dispendieux ; ensuite, un filtre, quelque bon qu'il soit s'encrasse, a besoin de nettoyages fréquents et méticuleux, et donne en définitive une sécurité trompeuse.

J'aime mieux l'emploi de l'eau bouillie, à la condition de la laisser exposée à l'air libre, pendant quelques jours, avant de la livrer à la consommation.

Quel que soit le degré de pureté de l'eau, les

maîtres doivent veiller à ce que les enfants en fassent un usage modéré. — C'est une fort mauvaise habitude que de boire avec avidité de grandes quantités d'eau fraîche, et si l'enfant a chaud, cela peut amener les plus graves maladies.

La question *d'aération* n'est pas moins importante. Pendant la durée des récréations, et le soir, après le départ des élèves, les fenêtres des classes doivent être largement ouvertes.

Tous les jours, le balayage de la salle doit être fait soigneusement, en prenant la précaution d'arroser préalablement le sol, autrement, toutes les poussières mises en suspension dans l'air, rendraient le balayage plus nuisible qu'utile.

J'ai dit plus haut qu'il fallait tous les ans reblanchir les murailles, et laver tous les mois le parquet ou le carrelage avec une eau tenant en dissolution du sublimé.

Un lavage analogue des parois doit être fait au moment des vacances de Pâques et des grandes vacances.

Enfin, *la propreté de l'enfant à son arrivée doit être l'objet de la surveillance du maître.*

Si les diverses mesures générales sont soigneusement appliquées, jamais il ne naîtra de maladies contagieuses du fait de la fréquentation de l'école.

Mais l'enfant peut contracter une maladie

contagieuse au dehors et l'importer à l'école. Si ce fait se présente, dès qu'il est reconnu, de nouvelles mesures générales sont à prendre.

Autrefois, on procédait au licenciement général beaucoup trop largement. — On a reconnu aujourd'hui que cette mesure, loin de remédier au danger de la contagion, tendait plutôt à la favoriser, — et le licenciement d'une école n'est plus prononcé que rarement et dans certains cas spécifiés.

On recourt aux évictions successives et aux mesures de désinfection.

Tout enfant atteint de fièvre doit être renvoyé dans sa famille, et s'il est atteint d'une maladie contagieuse confirmée être éloigné de l'école. Sur l'avis du médecin inspecteur, cette éviction peut même s'étendre aux frères, sœurs dudit enfant, ou même à tous les enfants habitant la maison.

A ce moment, on redoublera de propreté, et l'on désinfectera la classe en faisant brûler (portes et fenêtres fermées, cheminée bouchée) 20 grammes de soufre par mètre cube d'air.

De plus, il est adressé à la famille de chaque enfant atteint d'une maladie contagieuse, une instruction sur les précautions à prendre contre les contagions possibles et sur la nécessité de ne renvoyer l'enfant à l'école, qu'après qu'il aura été baigné ou lavé plusieurs fois au savon, et que ses habits auront été lavés complètement à l'eau bouillante.

La présentation d'un certificat médical est de rigueur quand l'enfant qui a été malade rentre à l'école après une période de temps prescrite pour chaque maladie.

Quelles sont maintenant les mesures à prendre par chaque maladie contagieuse en particulier ?

Ces maladies sont : la variole, la scarlatine, la rougeole, la varicelle, les oreillons, la diphtérie, la coqueluche et les teignes.

Un mot sur chacune de ces maladies.

J'ai parlé plus haut de la *variole*, des bienfaits de la vaccination qui en préserve. Mais cette préservation n'est certaine que pendant une période de sept à huit ans. — Il faut donc se faire revacciner ; dans certains pays cette opération est obligatoire, et il serait à désirer qu'il en fût ainsi en France.

Si un cas de variole éclate dans une école, l'enfant ne doit y être reçu que quarante jours après le début de la maladie en fournissant un certificat médical constatant qu'il est entièrement guéri, et qu'on a fait subir à ses vêtements une désinfection suffisante. — Les maîtres et les élèves devront se faire revacciner, et la classe sera désinfectée au soufre.

La scarlatine est une maladie très grave tant par elle-même, que par ses complications. — Elle se reconnaît à une éruption de plaques écarlates sur le tronc et aux membres et un violent mal de gorge.

Les mesures à prendre sont :

Éviction des enfants malades — durée quarante jours. — Désinfection générale et licenciement si plusieurs cas se présentent en quelques jours.

La rougeole débute par des taches roses à la face et au cou, de la toux, des éternuements, du larmoiement. — Elle peut se confondre avec la scarlatine.

Les mesures à prendre sont :

Éviction des enfants malades, durée seize jours. Désinfection générale. Au besoin, licenciement des enfants au-dessous de six ans.

La varicelle ou petite vérole volante, n'a aucune gravité ; il suffira d'évincer les malades et de ne les admettre qu'après que les croûtes qui se forment seront complètement tombées.

Les oreillons se reconnaissent à une tuméfaction du côté de l'articulation de la mâchoire, empêchant l'ouverture de la bouche et déformant l'ovale de la face.

On évincera successivement chacun des malades pendant 10 jours.

La *diphtérie* est une maladie infectieuse au premier chef, produisant des membranes blanches dans la gorge ; lorsqu'elles se développent dans le larynx, elle constitue ce mal redoutable qu'on désigne sous le nom de croup.

Les mesures à prendre sont l'éviction des malades (40 jours) ; la désinfection générale ; la destruction des livres, cahiers, jouets.

La *Coqueluche* est facilement reconnaissable chez les enfants, par les quintes de toux caractéristiques, elle ne nécessite que des évictions successives.

(Durée 3 semaines).

Enfin, nous avons à parler encore *des Teignes*, affections du cuir chevelu déterminées par la présence de champignons.

On distingue trois teignes : la *teigne faveuse ou teigne proprement dite* se reconnaît à la décoloration des cheveux qui deviennent cassants en même temps qu'il se forme des croûtes jaunâtres en forme de godets avec un cheveu au centre. Il s'en dégage une odeur fétide qui ne peut manquer d'appeler l'attention.

Les enfants se grattent la tête pour calmer la démangeaison qu'ils ressentent, et répandent des débris de croûtes autour d'eux, disséminant ainsi les germes de leur maladie.

La teigne faveuse étant extrêmement contagieuse, les enfants qui en sont atteints doivent être impitoyablement éloignés jusqu'à guérison complète et constatée par un médecin.

La *teigne tonsurante* est aussi très contagieuse. — On prend pour elle les mêmes précautions d'isolement et d'exclusion. Dans la teigne tonsurante les cheveux sont décolorés et tellement friables qu'ils se brisent à 2 ou 3 millimètres au-dessus du niveau du cuir chevelu. Les cheveux tombent par plaques séparées, ayant une vraie ressemblance avec la tonsure des prêtres.

La *pelade* se distingue de la teigne tonsurante en ce que les cheveux au lieu de se briser tombent et disparaissent entièrement formant des plaques ovales dont la peau est très lisse et très blanche.

Ces plaques variables en nombre et en étendue, peuvent, par leur réunion, envahir tout le cuir chevelu ; mais il n'y en a quelquefois qu'une seule de petite dimension qui peut passer inaperçues.

La pelade est beaucoup moins contagieuse que les teignes faveuse et tonsurante, et l'éviction du péladique n'est pas absolument nécessaire. — Il suffira de le séparer des autres élèves pendant les classes et de l'isoler pendant les récréations. — L'enfant atteint de pelade gardera la tête couverte et les autres élèves seront prévenus de n'employer aucun objet appartenant à leur camarade et particulièrement les objets qui auraient été en contact avec la tête de celui-ci.

On interdira plus sévèrement encore l'échange des coiffures pendant les récréations et l'on donnera les raisons de cette interdiction, en expliquant la nature des teignes et leur contagiosité.

DEUXIÈME PARTIE

CHAPITRE PREMIER

LA NOURRITURE

I. — **Généralités**

L'homme dépense constamment ses forces, même quand il ne travaille pas, *par cela seul qu'il vit*.

Il est donc dans l'obligation de *réparer* les pertes qu'il fait, et c'est *la nourriture* qui lui fournit les éléments de cette réparation.

Mais, plus l'homme travaille, plus est importante la perte de ses forces et plus est impérieux le besoin de réparation.

On comprend donc que le campagnard qui travaille plus qu'un rentier ou un homme de bureau, doit manger plus et plus souvent que ces derniers.

Pour que la santé soit bonne, *il faut que le budget des recettes et des dépenses soit en équilibre*, ce qui signifie que la quantité d'aliments que l'on prend ne doit ni dépasser les besoins ni rester en dessous.

Le vrai régulateur est l'*appétit*.

L'appétit est une sensation agréable qui indique que l'estomac a besoin de nourriture. Quand l'appétit s'exagère, il devient de la *faim*.

La faim donne une sensation qui a déjà quelque chose de douloureux et indique l'urgence de prendre des aliments.

L'appétit est toujours bon quand on se porte bien ; s'il diminue ou disparaît, cela indique un état plus ou moins maladif.

Quand l'appétit est satisfait, on éprouve une sensation particulière de bien être et de contentement. Il faut s'arrêter alors, et ne pas continuer à engloutir des aliments ; autrement, on peut avoir une *indigestion*, ou ce qui est autrement grave, on *s'habitue peu à peu à manger au-delà du besoin*.

Il en résulte un embonpoint excessif qu'on nomme de l'*obésité* ; la marche et le travail deviennent pénibles ; la respiration est gênée ; et diverses maladies ne tardent pas à se développer.

Tout le monde sait par expérience que l'*habitude* a une influence considérable sur le retour de l'appétit ; on doit donc avoir, pour les repas, des heures aussi réglées que le permettent la nécessité du ménage et les exigences du travail.

La *chaleur* et le *froid* agissent aussi sur l'appétit ; en hiver, l'appétit est excité ; il languit au contraire par les grandes chaleurs ; mais comme en été on se lève de très bonne heure et que c'est pendant cette saison que se font les grands travaux de l'année ; la chaleur n'a que peu d'influence sur l'appétit du paysan.

Le cultivateur se prive ordinairement de ses meilleurs produits pour les vendre à la ville, et cela se comprend parfaitement ; il ne faut pas cependant que cette tendance soit poussée trop loin, et ne conserver pour son usage que des aliments de mauvaise qualité ou en quantité insuffisante. C'est avoir peu de souci de sa santé et faire un mauvais calcul, même au point de vue de l'économie. En effet, le paysan se nourrissant mal est obligé de manger souvent ; l'hiver il fait trois repas par jour en comptant le premier déjeuner du matin qu'on appelle le tue-ver.

L'été, pendant la saison des grands travaux, il fait jusqu'à six repas : le tue-ver à 5 heures du matin, le déjeuner à 8 heures, le dîner à midi, la collation à 2 heures du soir, le goûter à quatre et le souper à huit.

Des repas plus réconfortants seraient certainement moins nombreux.

Je vais maintenant passer successivement en revue les aliments les plus usités à la campagne et examiner ce qu'ils peuvent avoir de défectueux.

II. — Le Pain

L'aliment le plus employé, le plus répandu est certainement le *pain*.

On fait du pain avec les farines de toutes les céréales ; le froment, l'orge, l'avoine, le seigle, le maïs, etc., et aussi avec les pois, les pommes de terre, les châtaignes.

Ces différents pains *n'ont pas tous la même valeur.*

Le pain d'*orge* est peu nourrissant, lourd et difficile à digérer, parce que la farine d'orge est grossière et renferme de nombreux débris d'enveloppes de la graine qui ne peuvent être séparées par le blutage.

Le pain d'*orge et de seigle* est indigeste ; celui d'*orge et de sarrazin* est le plus mauvais de tous ; ceux de *maïs* et de *millet* offrent aussi de graves inconvénients ; le pain d'*avoine* est dur, grossier et d'une saveur amère ; celui de *seigle* pur donne la diarrhée ; mais toutes les farines que je viens de citer donnent d'excellent pain, si on les mélange avec moitié farine de *froment*.

Le meilleur pain que l'on peut obtenir quand on boulange soi-même, c'est-à-dire tous les dix ou douze jours, c'est le pain fait avec un mélange de farines de *froment* et de *seigle*. Il est nourrissant, se conserve longtemps frais, et vaut même mieux que le pain de froment pur.

Quelle que soit la composition du pain, il peut acquérir des propriétés nuisibles par suite du *mélange avec certaines impuretés*.

Une maladie terrible, la *pellagre* ou maladie de la rose provient d'une sorte d'excroissance qui pousse sur les grains de maïs et qu'on nomme *verdet* ou *verderame*.

Cette maladie est assez commune dans le nord de l'Espagne et de l'Italie, dans les Pyrénées; elle a même été observée dans la Gironde et dans la Champagne.

L'*ergot*, que l'on rencontre sur certaines céréales et surtout sur les épis de seigle, le plus communément pendant les années pluvieuses, est un poison redoutable qui donne du vertige, une sorte d'ivresse, des troubles de la vue, de l'ouïe, des convulsions, des taches violettes à la peau, la gangrène, et qui finit par occasionner la mort. Il est donc absolument nécessaire de séparer les grains sains par un criblage énergique, et il importe de faire ce travail soi-même et de ne pas s'en rapporter au meunier.

L'ergot est facile à reconnaître : C'est une production noire, allongée comme un éperon et occupant dans l'épi la place du grain de seigle.

La présence de l'*ivraie* dans la farine donne lieu à des coliques, des vomissements, de l'ivresse. des étourdissements, de la courbature et un besoin insurmontable de sommeil. — Le meilleur moyen de prévenir de semblables accidents est de nettoyer parfaitement le grain ; mais, en dépit des tarares, des cribles, des vans, il est très difficile de séparer l'ivraie.

La graine de *mélampyre* (blé de vache — faux blé — rougeole — rougelle — cornette) communique au pain une couleur d'un violet-noir, peu appétissante ; un goût amer et désagréable, de plus, le pain devient lourd et difficile à digérer ; enfin, ceux qui en mangent ont quelquefois du vertige.

Le mélange des graines de la *nielle* donne au pain une couleur noire et un goût âcre, et occasionne des hémorragies de l'intestin.

La *gesse* ou *jarosse*, mêlée au pain, donne lieu à diverses paralysies.

La farine attaquée par les *charançons*, que l'on emploie quelquefois pour ne pas la perdre, n'a d'autre inconvénient que de donner un pain moins nourrissant.

La farine de maïs envahi par un papillon (cochylix) nommé vulgairement cochyle du maïs, ou papillon du maïs, est d'un usage dangereux. La farine infectée contient un poison.

D'autres altérations encore peuvent nuire à la qualité du pain.

Si on le conserve dans des endroits tièdes, humides et sombres, il se forme des *moisissures*, ou bien il apparaît des taches blanches, grises, noires, violettes ou verdâtres, provenant du développement de certains petits *champignons*.

Pour éviter les coliques que produirait l'emploi d'un pain ainsi altéré, il faut le conserver dans un endroit sec, éclairé, et qui soit à l'abri de la chaleur. Il faut surtout faire des fournées plus fréquentes et éviter de garder le pain trop longtemps, ce qui le rend sec et dur.

Or, le pain trop sec est non seulement peu appétissant, mais il se mâche mal et s'imprègne difficilement de salive.

Enfin, il est utile de signaler certains *défauts de fabrication*.

La farine peut être mal moulue.

On reconnaît que la farine est bonne, aux caractères suivants : on prend une petite poignée de farine au sortir du moulin, on la place dans la paume de la main, et on referme subitement les doigts.

Si la farine est bonne, la plus grande partie doit s'échapper entre les doigts.

Si elle prend corps en la serrant, si elle s'attache, c'est qu'elle est mal et irrégulièrement moulue.

Le pain fabriqué avec une *farine mal blutée*, contient une proportion de son trop forte. Le son ne contient que 44 0/0 de matières nourrissantes et 50 0/0 de matières inutiles qui donnent du poids et du volume et imposent à l'estomac un travail en pure perte.

La *rapidité trop grande de la mouture* a aussi un inconvénient grave : elle développe une chaleur suffisante pour altérer le *gluten*, cette matière molle et élastique que l'on obtient en pétrissant de la pâte sous un filet d'eau. Or, le gluten est la partie réellement nourrissante de la farine.

L'emploi d'un *levain aigre ou trop vieux* donne au pain un goût acide et empêche la pâte de lever; or, quand la pâte lève mal, le pain est lourd, *trempe* mal dans la soupe ; on en mange moins et l'on est, par conséquent, moins bien nourri.

Plus la pâte est *pétrie*, plus elle est légère, plus le pain renferme d'yeux et se digère facilement. Pour obtenir un bon pétrissage, il faut le déploiement d'une assez grande force ; c'est donc à tort, qu'à la campagne, on fait pétrir par les femmes qui sont en général trop faibles ; le pétrissage doit être fait par des hommes vigoureux.

Quand la pâte est *enfournée dans un four trop chaud*, le pain est saisi trop vite ; il se forme une croûte dure qui s'oppose à l'évaporation de l'eau, la mie reste alors molle, gluante, elle est de digestion moins facile et se moisit très vite.

Beaucoup de personnes se régalent de *pain à la sortie du four*. — On ne saurait prémunir contre cette tendance à se nourrir de pain chaud.

Dans ces conditions, il est lourd à l'estomac ; on en mange trop et on le mâche mal ; que d'indigestions sont dues à cette gourmandise !

Dans beaucoup de pays, les jours où l'on boulange, on mange de la *fouace* ; c'est un morceau de pâte incomplètement levée que l'on jette sur la tôle du four et que l'on mange bouillante, avec ou sans beurre, trempée dans du lait ou du vin. Cet usage est encore plus dangereux que celui de manger du pain chaud ; ordinairement, après un semblable repas, on est obligé de boire beaucoup ; la pâte mal levée fermente dans le corps, et les estomacs les plus complaisants sont quelquefois dûrement éprouvés à la suite d'un déjeuner composé de fouaces.

III. — Soupe. — Bouillie. — Galettes

La base de toutes les soupes étant le pain, et toutes les bouillies et les galettes étant confectionnées avec de la farine de différentes céréales, tout ce qui vient d'être dit, relativement au pain, s'applique à ces divers aliments.

La soupe mérite cependant de fixer plus spécialement l'attention, car elle est la nourriture exclusive du paysan dans certaines contrées.

Généralement, on taille dans la soupière des tranches minces de pain, et l'on verse dessus, en une fois ou deux, du bouillon gras ou aux légumes ; on ferme avec un couvercle, et on laisse séjourner pendant une heure environ. Pendant ce temps, la soupe *trempe*, ce qui veut dire que les tranches de pain se gonflent en s'imprégnant de bouillon. — La soupe bien trempée est plus nourrissante et plus facile à digérer que celle qui a été faite à la hâte, dont le pain n'est pas pénétré et, par conséquent, trop peu ramolli.

Presque toutes les soupes maigres peuvent se réchauffer ; elles n'en sont même que meilleures et plus appréciées.

IV. — **Légumes**

Les légumes entrent pour une part considérable dans l'alimentation de la campagne.

On peut les diviser en *légumes verts* et en *légumes farineux*.

Les premiers sont peu nourrissants, mais se digèrent facilement ; les seconds qui contiennent des proportions considérables de fécule, se digèrent moins bien, mais nourrissent beaucoup mieux que les légumes verts.

Les principaux légumes verts sont : la chicorée, l'épinard, l'oseille, les cardons, les salsifis, les carottes, les navets, les choux, les citrouilles, l'oignon, l'ail, et bien d'autres encore.

Quelques-uns, comme les radis, les salades, se mangent *crus*. Dans ce cas, il faut avoir soin de parfaitement les laver, autrement on risque d'avaler bien des impuretés qui peuvent les recouvrir.

L'oubli de cette précaution donne lieu à diverses maladies ; les *vers* que l'on a quelquefois dans les intestins proviennent souvent de ce que l'on a mangé, sans les laver, certains légumes qui avaient été arrosés avec des eaux malpropes et contenant des œufs de vers.

Tous les légumes verts sont excellents ; il ne faut pas abuser cependant de l'oseille, qui par son acidité, agace les dents et peut irriter l'estomac.

Les choux donnent des pesanteurs et des gaz à certaines personnes délicates ; mais c'est un légume presque toujours bien digéré sous toutes ses formes. — La choucroute, très goûtée aujourd'hui dans les villes, est un excellent aliment et il est fâcheux qu'à la campagne on n'apprenne pas à la préparer, ce qui ne présente aucune difficulté.

L'emploi de l'ail est à conseiller et celui de toutes les salades est excellent à condition de n'en user qu'avec modération et pour aider à manger des aliments plus substentiels.

Tous les légumes doivent être consommés aussi frais que possible, et être rejetés s'ils ont subi un commencement de décomposition.

Les principaux légumes *farineux* sont les pois, les haricots, les lentilles, les châtaignes et surtout les pommes de terre qui sont une plante alimentaire de première importance. — On doit éviter de les employer quand elles ont verdi et employer pour les animaux celles qui ont germé ou qu'ils présentent des taches brunâtres.

Pour les conserver ; il suffit de les mettre en tas, à l'abri de la lumière et de la gelée.

Un légume que l'on ne mange pas assez à la campagne et qui a cependant des propriétés nutritives considérables, c'est la lentille. La farine de lentilles est la base de la fameuse Revalescière.

V. — Les Champignons

A côté des légumes, il faut ranger les *champignons* qui entrent dans la consommation habituelle des habitants de certaines contrées.

Il ne faut manger que les espèces que l'on connaît parfaitement, car à côté des champignons comestibles, il en existe de *vénéneux* dont l'emploi amène tous les ans des accidents terribles.

Un certain nombre de *préjugés dangereux* ont cours relativement aux champignons.

On se figure généralement que les espèces vénéneuses ont un goût âcre et une odeur qui éloigne de leur usage.

C'est une erreur : beaucoup de champignons vénéneux n'ont aucun goût, tandis que certains champignons comestibles ont une saveur poivrée ; de même la plupart des champignons vénéneux n'exhalent aucune odeur désagréable.

Une autre erreur très accréditée est que les limaçons n'attaquent pas les espèces vénéneuses et ne mangent que les champignons comestibles : les limaces se repaissent impunément de la chair des espèces les plus dangereuses.

La prétendue propriété que posséderaient les champignons vénéneux de cailler le lait, de noircir une cuiller d'argent ou d'étain, la mie de pain ou l'oignon par la cuisson avec ces divers objets, est absolument dépourvue de fondement.

On se trompe aussi quand on se figure que les champignons vénéneux perdent leurs propriétés pernicieuses quand on les fait sécher : la chair des champignons vénéneux desséchés est aussi dangereuse que quand ils sont frais.

Tout champignon dont la chair exposée à l'air bleuit ou change de couleur devra être rejeté. Il en est de même de ceux qui sont trop avancés, trop vieux, mous, ou couverts de moisissures.

Le meilleur champignon dans ces conditions peut amener une indigestion qui fait croire à un véritable empoisonnement.

Les champignons comestibles les plus connus sont : la morille, la chanterelle ou gyrole, l'hydne ou pied de mouton, le champignon rose, l'oronge, le bolet ou cèpe et le potiron ou commère.

Dans un cas d'empoisonnement par les champignons, il faut se hâter de chercher un médecin ; en l'attendant il faut faire vomir en faisant avaler de l'eau tiède ou de l'huile ou en chatouillant le gosier avec les barbes d'une plume trempé dans l'huile ; mais il faut éviter de faire boire de l'éther ou des liqueurs fortes qui rendraient plus actif encore le poison des champignons.

VI. — Les Fruits

L'emploi modéré de tous les fruits doit être conseillé : mais il faut qu'ils soient arrivés à maturité. Tout le monde connaît les conséquences fâcheuses qu'exerce sur l'intestin le fait de *manger des fruits verts*. Ce sont surtout les femmes et les enfants qui doivent être surveillés sous ce rapport.

L'*emploi immodéré* de fruits même mûrs, occasionne des coliques et de la diarrhée.

Certaines personnes mangent des fruits avec tellement d'avidité, qu'elles négligent d'en rejeter les noyaux. Ceux-ci ne pouvant être digérés, s'entassent dans les intestins et y forment une masse compacte que l'on ne peut pas expulser. — Cet abus peut donner lieu aux plus graves accidents. Les fruits avariés peuvent donner lieu à diverses maladies. Il faut les jeter au fumier.

On ne saurait trop recommander aux personnes qui mangent du raisin d'avoir la précaution de le laver avant d'y goûter.

Afin de préserver la vigne de certaines maladies, on l'injecte au sulfate de cuivre, et la bouillie bordelaise, appliquée quelquefois d'une manière plus ou moins intelligente, reste déposée sur les fruits que la pluie n'a pas lavés. C'est ainsi qu'une personne s'est vue presque empoisonnée par une grappe de raisin qui n'avait pas été lavée avant d'être servie.

Si les fruits contenant du sucre doivent être mangés avec modération, ceux qui renferment des huiles (amandes, noix, noisette) doivent l'être encore avec plus de réserve. Ils sont en effet des plus indigestes, surtout quand ils ne sont plus frais.

A la campagne, on fait sécher les fruits tels que les poires, les pommes, les prunes, les cerises, pour les manger en compote pendant l'hiver. — C'est une excellente pratique qui permet d'employer, dans les années d'abondance, une grande partie des fruits qui, sans cela, seraient perdus.

On prépare aussi des confitures qui ont beaucoup de succès près des enfants et qui conviennent à leur estomac, ainsi qu'à celui des malades. C'est encore une provision fort utile.

VII. — **Viande. — Poisson, etc.**

La chair de tous les animaux constitue l'aliment nourrissant par excellence, aussi bien celle du bœuf que celle du gibier, de la volaille, du poisson, voir même des escargots et des moules.

Cette chair contient une forte proportion d'une

substance qu'on nomme l'*azote*, laquelle entre dans la composition de notre chair à nous. Quand nous mangeons de la viande nous nous incorporons de l'azote ; nous réparons les pertes que nous avons subies, nous nous fortifions.

C'est un point qu'ignore absolument le paysan. Quand il veut se donner des forces, il croit bien faire en prenant beaucoup de vin ou de l'eau-de-vie, ce qui l'excite passagèrement, au lieu de manger de la viande, dont la consommation à la campagne est réellement insuffisante.

Il est parfaitement prouvé que les gens qui ne se nourrissent que de légumes sont plus faibles et moins énergiques pour le travail que ceux qui consomment de la viande.

Voici un fait qui confirme cet opinion : Les ouvriers employés aux forges du Tarn, se nourrissaient à peu près exclusivement de denrées végétales. On observait alors que chaque ouvrier perdait en moyenne pour cause de fatigue ou de maladie quinze journées de travail par an.

Un nouveau directeur eut la pensée de modifier le régime des ouvriers, et la viande devint la partie importante du régime des forgerons. Leur santé s'accrut tellement qu'ils ne perdirent plus en moyenne que trois journées par an. La nourriture animale avait fait gagner douze journées de travail par homme.

Les industriels anglais connaissent bien cette particularité, et s'ils nourrissent leurs ouvriers de viande, ce n'est pas par amour de l'humanité (les anglais n'ont pas de ces sentiments) mais pour obtenir une somme de travail plus considérable.

En général, on doit manger la viande fraîche, c'est-à-dire 24 ou 48 heures après l'abattage; mais il faut bien être fixé sur ce point, c'est que la chair de tous les animaux, dès qu'elle a subi un commencement de putréfaction, est d'un usage insalubre. Sous l'influence de la putréfaction, il se développe dans le tissus de la viande de véritables poisons qui occasionnent, quand on les avale, les plus graves désordres. — Ces poisons, il est vrai, sont en partie détruits par la cuisson, mais la viande, malgré cela, conserve toujours quelque chose de malsain.

C'est donc une erreur que de laisser le gibier faisander. Le fait d'être faisandé constitue un commencement de décomposition.

Le paysan achète peu de viande de boucherie; c'est donc le moins qu'il connaisse les caractères de la viande de bonne qualité, pour n'être au moins pas trompé, les rares fois qu'il lui arrive d'en manger, d'autant plus que comme il n'y a plus d'abattoirs à la campagne, il est sans défense contre les dangers provenant des tueries particulières.

La bonne viande est couverte de graisse, ferme, sans dureté, d'un beau rouge clair, d'une odeur douce et presque nulle ; elle ne présente aucun point saignant, livide, blafard ou visqueux.

Toute humeur glaireuse à sa surface la rend suspecte. La moëlle des os long est solide, d'un blanc rosé pour les membres postérieurs, plus jaune et d'une consistance de miel pour les membres de devant.

Une viande saignante se conserve mal, parce que le sang dont elle est imprégnée entre rapidement en décomposition. Quelquefois aussi les bouchers badigeonnent de sang une viande déjà vieille afin de la faire passer pour fraîche.

La viande doit provenir d'animaux de 4 à 8 ans. Les bêtes âgées donnent une viande coriace de peu de goût et de digestion difficile. Les bêtes trop jeunes fournissent une viande peu nourrissante. C'est le cas du veau. C'est un fait de notoriété publique que la viande de veau trop jeune cause la diarrhée ! Cela provient souvent de ce que si les animaux sont livrés trop jeunes à la consommation, c'est que quelques jours ou quelques semaines après leur naissance, ils sont morts de maladie ou qu'on les a abattus quelques heures avant que la maladie ne les ait fait succomber.

On doit rejeter aussi la chair d'animaux trop maigres, que la maigreur provienne d'une nourriture insuffisante, d'un travail excessif ou d'une maladie.

Quoiqu'il existe un certain nombre de maladies qui ne soient pas transmissibles à l'homme par l'usage de la viande cuite des animaux qui en sont atteints, il faut toujours rejeter la chair des animaux morts de maladies ou abattus pour cette raison.

Le porc est sujet à deux maladies occasionnées par la présence dans leur chair de petits animaux. L'une est très grave, c'est la *trichine* : elle ne peut être reconnue qu'à l'aide du microscope, instrument qui grossit à la vue les petits objets ; mais le danger disparaît par suite d'une longue cuisson. L'autre, reconnaissable pour tout le monde est la *ladrerie*. On examine le dessous et les côtés de la langue, et si le porc est ladre, on aperçoit comme de petites vessies transparentes et faisant saillies. L'usage de la viande de porc ladre expose à contracter le ver solitaire. Elle doit donc être absolument rejetée de l'usage de la cuisine.

Depuis un certain nombre d'années, l'on prône beaucoup l'usage de la viande crue, qui serait effectivement d'un excellent emploi si l'on était toujours bien sûr de la santé de l'animal dont elle provient. Mais comme il peut toujours y avoir des doutes à cet égard, il convient de ne jamais manger que de la viande bien cuite : l'action du feu détruit en effet les germes des maladies dont les animaux sont atteints et dont plusieurs sont transmissibles à l'homme. La nécessité de la cuisson s'impose surtout pour la viande de porc qui est celle que l'on consomme le plus à la campagne. Ce n'est guère qu'en *salaisons* que le porc est dépensé ; celles-ci ont souvent 6 mois, un an, quelquefois deux ans, ce qui est beaucoup trop. L'usage des viandes salées est économique, elles excitent l'appétit, mais elles sont toujours moins nourrissantes et moins faciles à digérer que la viande fraîche. Il en est de même des viandes fumées d'un usage si commun dans certaines contrées ; il ne faut pas en abuser.

On prépare avec la viande de boucherie, le porc, la volaille et différents autres animaux, un liquide nourrissant que l'on nomme le *bouillon*, et pour la confection duquel on peut employer les parties de l'animal, qui en raison de leur dureté, seraient rejetées de la consommation.

Le bouillon aigrit facilement, surtout en été, et il devient alors impropre à l'alimentation. — On peut éviter ou du moins retarder cette altération, en employant pour sa préparation peu de légumes et surtout pas de choux.

Quand aux *extraits de viande* que certains industriels vantent pour la confection du bouillon, il n'y a qu'à les rejeter en bloc. Toutes ces drogues ne nourrissent pas, et il n'y a pas lieu de s'arrêter aux annonces qui les prônent.

Je ne parle que pour mémoire de la *volaille* que le paysan n'élève que pour la vendre et dont on ne fait usage que dans les grands jours de fête.

Dans certains pays, aux bords de la mer, des fleuves, des rivières, le *poisson* entre pour une large part dans la nourriture des campagnards. L'usage du poisson est excellent; et nourrit à peu de chose près autant que la viande.

Les *œufs de plusieurs poissons* passent pour être vénéneux, au moins dans certaines circonstances: Ce sont surtout ceux du barbeau et du brochet.

On fait usage aussi de *poissons salés*, tels que la morue, *fumés* comme les harengs ou *conservés dans l'huile* comme les sardines. Toutes ces préparations sont à conseiller, car elles permettent de varier l'ordinaire du paysan, habituellement si uniforme.

Du poisson il faut rapprocher encore les *moules* et les *escargots* qui occasionnent quelquefois de véritables empoisonnements. Les accidents déterminés par les moules consistent dans un malaise considérable de la soif, de l'oppression, des vomissements, de la diarrhée, enfin de démangeaisons à la peau accompagnées à l'apparition de taches semblables à celles que produisent les piqûres d'orties.

On a beaucoup discuté sur les causes de ces accidents, on a incriminé un petit crabe souvent renfermé dans le coquillage, ou la présence de cuivre provenant du séjour de la moule sur le baillage des navires. La cause la plus plausible, c'est la formation de certains principes vénéneux dans le corps de l'animal, lorsque celui-ci est atteint de certaines maladies.

En cas d'empoisonnement par les moules, il faut faire vomir, puis faire boire de l'eau vinaigrée.

Quant aux escargots, ce mets si estimé dans certaines contrées, on ne doit le manger qu'après les avoir fait jeûner assez longtemps pour qu'ils aient dégorgé les sucs de plantes vénéneuses dont ils se nourrissent quelquefois.

VIII. — **Les œufs**

Les œufs nourrissent et fortifient comme la viande. Ils sont d'autant plus faciles à digérer et leur action ressemble d'autant plus à celle de la viande qu'ils sont mangés moins cuits.

L'*œuf cru*, légèrement chauffé au bain-marie, l'œuf à la coque en un mot, est la forme sous laquelle cet aliment se digère le mieux.

L'œuf dur, au contraire, est difficile à digérer.

L'on doit se défier des œufs couvés ou trop avancés.

Le lait et tous les laitages constituent une excellente nourriture, et agissent à la façon de la viande.

Le *lait en nature* ne sert guère à la campagne qu'à l'alimentation des enfants, et l'on a même pour lui un dédain que rien ne justifie ; car s'est l'aliment par excellence, contenant dans les proportions les plus favorables tout ce qui nourrit, de plus, facile à digérer, et ne produisant par d'affaiblissement comme on se l'imagine à tort.

La qualité du lait dépend beaucoup des soins et des fourrages, que l'on donne aux animaux qui produisent.

Il faut d'abord que les étables soient proprement tenues, car le lait contracte facilement l'odeur de tout ce qui l'entoure.

Les vases, seaux, terrines, passoires et autres ustensiles, devront pour la même raison, être fréquemment lavés et nettoyés. C'est encore pour cette raison, qu'avant la traite, on doit laver le pis avec une éponge et de l'eau limpide qu'on fera tiédir en hiver. On essuyera avec un linge propre. On ôtera ainsi au pis l'odeur de litière qui se communiquerait au lait. A plus forte raison, la personne chargée de la traire devra avoir les mains parfaiment nettes.

L'*alimentation* a une grande influence sur la qualité du lait. Une vache insuffisamment nourrie donnera un lait faible; le lait des vaches qui errent librement dans les prairies sera toujours meilleur que celui des animaux que l'on gardent constamment dans les étables, par exemple, pendant les gelées.

Certains aliments diminuent la qualité du lait : les pommes de terre, les choux, les navets, les tiges et les feuilles de maïs, la drêche donnent un lait clair ; l'ail, l'oignon, l'échalotte, les poireaux, la fleur de châtaigner, la carotte communiquent leur goût particulier : la garance lui donne une couleur rougeâtre, ainsi que le caille-lait ; la popelage ou souci des marais une couleur bleue.

Les résidus de maïs, de pommes de terres et de céréales ayant servi à la distilation de l'eau-de-vie donnent un lait malsain quoique très abondant.

La qualité du lait est influencée encore par diverses *maladies :* le lait des vaches atteinte de la cocotte est mauvais, celui des vaches poitrinaires peut transmettre à l'homme et surtout à l'enfant cette redoutable maladie. La prudence exige que, dans le cas, l'on fasse bouillir avant de l'employer, le lait des animaux suspects.

Je ne parlerai pas des nombreuses *falsifications* que le laitier fait subir au lait que l'on vend dans les villes et qui consiste à l'écrémage et l'addition d'eau. Toutes ces falsifications qui doivent répugner à un honnête cultivateur, peuvent être découvertes très facilement ; et leurs auteurs sont passibles de peines sévères.

Les vases dans lesquelles on conserve ou on transporte le lait doivent être en grès ou en fer étamé ; les vases de plomb, de zinc, de fer galvanisé, de cuivre ou d'alliage de cuivre peuvent communiquer au lait qu'ils renferment des propriétés vénéneuses.

On prépare avec le lait des animaux et plus particulièrement avec celui de la vache, de la brebis et de la chèvre, un aliment précieux, le *fromage*, aussi nourrissant, aussi réparateur que la viande et remplaçant souvent celle-ci à la campagne.

Faire du fromage, dit le docteur Saffray, c'est produire dans les conditions les plus économiques possibles un aliment azoté pour l'usage de l'homme, au moyen des matériaux grossiers dont les animaux seuls peuvent faire leur nourriture, et en concentrer les éléments les plus utiles.

Les fromages trop assaisonnés, saupoudrés de poivre, ou mélangés d'épices doivent être mangés avec modération, car ils sont échauffants.

Enfin, certains fromages deviennent dangereux quand ils sont trop avancés ou en voie de putréfaction.

La croûte du fromage contient un grand nombre de larves de mouches et d'autres choses malpropres ; l'on ne doit jamais manger la croûte des fromages.

X. — **Corps gras**

Pour se nourrir, l'*homme a besoin de s'incorporer aussi des corps gras* ; aussi le beurre, l'huile, la graisse des animaux entrent-ils dans la préparation de presque tous les aliments.

Tous les corps gras doivent être conservés dans un lieu frais, à l'ábri de l'air et de la lumière, autrement ils s'altèrent, rancissent, deviennent âcres et de digestion difficile.

Pour ce qui concerne *le beurre*, les causes qui influent sur sa qualité sont surtout la nature du lait employé et la manière de le fabriquer. Le mauvais beurre est dû surtout à l'ignorance et à la malpropreté.

XI. — **Condiments**

Un certain nombre d'aliments n'ont par eux-mêmes qu'un goût peu prononcé ; on est donc obligé d'y ajouter certaines substances à saveur prononcée qu'on nomme *condiments*.

Les principaux sont le sel, le sucre, le vinaigre, les épices.

Le plus employé de tous est le *sel* ; c'est aussi le plus important et il serait impossible de s'en passer. Un homme qui ne mangerait pas de sel du tout, souffrirait de graves maladies et finirait par succomber. Une des tortures du moyen-âge consistait à nourrir des criminels avec des aliments qui n'étaient pas salés.

Mais si le sel est un aliment indispensable, l'usage immodéré en est mauvais ; il détermine de la soif, de la sécheresse de la bouche, et l'abus peut amener diverses maladies.

Les expériences de M. Boussingault démontrent que le sel mêlé aux fourrages des animaux, procure au bétail un bien-être général qui se manifeste par une meilleure apparence, un poil plus lustré et plus d'agilité dans les mouvements ; suivant d'autres savants, l'addition de sel aux fourrages augmente la fécondité des animaux et la production du lait ; enfin leur chair prend un goût fin et devient plus agréable.

C'est avec le sel qu'on conserve les viandes et que l'on fait ces salaisons d'un emploi si commun à la campagne ; là *saumure* est le liquide qui s'écoule des morceaux de viande soumis à l'action du sel. C'est un poison aussi bien pour l'homme que pour les animaux. Il ne faut donc jamais avaler de la saumure.

Un autre condiment très employé, c'est le *sucre*,

et les substances sucrées telles que le *miel*. Pris à doses modérées, le sucre favorise et précipite la digestion. Son abus amène la fatigue de l'estomac, et de plus agit d'une manière fâcheuse sur les dents dont il provoque la carie.

Un condiment dont on use et surtout dont on abuse, c'est le *vinaigre* ; il stimule l'appétit et fait manger une foule d'aliments dont la saveur a besoin d'être relevée ; mais l'abus occasionne des maladies d'estomac.

En tout état de choses, il faut toujours se défier des vinaigres du commerce, et n'employer pour la cuisine que le vinaigre que l'on fabrique soi-même par les procédés de ménage connus de tout le monde. Que l'on emploie le vin, la piquette, le poiré, le cidre, on est sûr de son vinaigre et on sait qu'il ne contient rien de nuisible. On ne peut pas en dire autant des produits que livre l'industrie.

Le *verjus* ou jus de raisins verts ou de pommes vertes peut remplacer le vinaigre comme assaisonnement.

Le *poivre*, enfin, est un irritant qui ne sert qu'à exciter les estomacs paresseux et dont on ne doit user que rarement et avec modération. On doit le bannir complètement de l'alimentation des enfants et des adolescents.

CHAPITRE II

LA BOISSON

I. — Généralités

Tout le monde sait que *le corps humain renferme du liquide* et que notre chair en est imprégnée et gonflée ; mais on peut ignorer que l'élément liquide domine dans notre corps à tel point qu'un homme renferme 63 pour 100 de son poids d'eau.

Or, la transpiration, la respiration, l'urine, etc., nous font perdre de l'eau continuellement, et cette déperdition équivaut à 2 kilog. et demi par vingt-quatre heures pour un homme de 60 kilog.

Chacun a vu en été, par les grandes sécheresses, l'herbe se flétrir, les tiges se pencher, les feuilles se dessécher et la plante périr, faute de quelques gouttes de pluie ; eh bien ! il se passerait quelque chose d'analogue pour nous, si nous ne remplacions pas les pertes que nous faisons en liquides.

Heureusement un vif besoin, *la soif* nous avertit quand il est temps de nous incorporer de l'eau, et nous pousse impérieusement à apaiser cette pénible sensation en prenant des boissons.

On divise généralement les boissons en :

Boissons aqueuses qui comprennent l'eau pure ;

Boissons fermentées qui sont le vin, le cidre, le poiré, la bière ;

Boissons distillées ou *alcooliques* qui sont l'eau-de-vie et les liqueurs ;

Boissons acides qui sont le suc exprimé de certains fruits, pur ou étendu d'eau ;

Boissons aromatiques que l'on prépare avec différentes plantes ; de ce nombre sont les tisanes, le café, le chocolat.

En dehors de l'action particulière à chaque boisson, on peut dire en général, que *toutes les boissons doivent être prises suivant le besoin* et jamais d'une manière excessive ; autrement il survient des indigestions, de la diarrhée, etc.

En second lieu, il est bon de savoir que *les accidents les plus sérieux peuvent résulter du fait de boire des boissons froides, quelle que soit leur nature, lorsque le corps est échauffé* et en sueur, particulièrement pendant les grandes chaleurs de l'été, surtout lorsque l'estomac est vide.

Il ne faut jamais céder à la tentation de boire

avant que la chaleur du corps se soit modérée, ou alors, boire par de petites gorgées, et conserver le liquide dans sa bouche avant de l'avaler.

II. — L'eau

L'eau doit tout d'abord attirer l'attention, non seulement, parce que prise pure elle constitue la boisson habituelle d'un grand nombre, mais aussi parce qu'elle est la base de divers breuvages : piquette, rapé, cormé, etc., et qu'elle sert à la préparation de certains aliments (soupe, cuisson des légumes, des viandes, etc.).

Les principales eaux que la nature a mises à la disposition de l'homme sont : *l'eau de pluie* et *l'eau de neige*, *l'eau des cours d'eau*, *l'eau des étangs*, *mares et marais*, *l'eau des puits*, *l'eau de source*.

Toute eau, pour être *potable*, doit remplir certaines conditions.

D'abord, *elle doit contenir une certaine quantité d'air* (28 à 30 centimètres cubes par litre). On ne sait pas très bien le pourquoi de l'utilité de l'air dissous dans l'eau ; mais il n'en est pas moins certain que toute eau qui ne renferme pas d'air est désagréable à boire et difficile à digérer.

Quand on fait chauffer de l'eau dans une terrine, on voit bien avant que le liquide ne se mette à bouillir, des bulles d'air se dégager. *C'est là une manière de vérifier si l'eau est aérée ou non.*

L'eau potable doit de plus contenir certains sels en certaines proportions (particulièrement des sels de chaux en quantité moindre de 50 centigrammes par litre ; une bonne eau contient de 15 à 20 centigrammes de sulfate de chaux) et ne pas en renfermer certains autres.

Dans la pratique, il suffit de savoir qu'il faut rejeter autant que possible, comme boisson aussi bien que pour les usages domestiques, toute eau qui présente la propriété de former des grumeaux nombreux avec le savon, et de durcir les légumes, ou bien qui se trouble d'une manière sensible quand on la fait bouillir.

L'eau potable, doit de plus être *fraîche* c'est-à-dire avoir entre 7 et 11 degrés. Au-dessous de 5 degrés, l'eau n'est pas fraîche, mais *froide* et d'un emploi dangereux.

Au-dessus de 15 degrés, elle est *tiède* et dispose à vomir.

L'eau doit être *limpide, transparente, ne pas avoir de saveur* spéciale, *ni d'odeur* particulière, même après plusieurs jours de repos.

Enfin l'eau potable ne doit pas contenir de substances d'origine animale ou végétale. Ces substances sont ordinairement des immondices des produits en putréfaction, des impuretés provenant de fumiers, etc. L'usage d'une eau semblable peut produire les accidents les plus graves.

En énumérant les différentes eaux suivant leur provenance, je n'ai pas parlé de l'*eau de mer*, parce qu'elle est absolument impropre à la boisson et mauvaise pour les nettoyages.

III. — Eau de pluie et de neige

L'eau de pluie et de neige peut servir à l'alimentation ; elle est assez aérée, mais elle ne contient pas de ces sels qui rendent la digestion facile et lui communiquent un goût agréable. On ne l'emploie que dans les endroits où il n'existe pas d'eau de source ou de puits.

Le plus souvent on recueille dans des *citernes* la pluie qui tombe sur les toits. Il faut dans ce cas s'arranger de manière à ne pas laisser arriver aux citernes les premières portions de la pluie qui ont entraîné les poussières et les malpropretés telles que les fientes d'oiseaux qui se trouvent sur les toits.

L'eau des citernes profondes et construites à la façon d'une cave est très bonne comme boisson ; cependant, à l'époque des grandes sécheresses, elle peut devenir bourbeuse et fétide; il faut alors vider les citernes et les nettoyer complètement.

IV. — **Eau des cours d'eau**

L'eau des fleuves, ruisseaux, rivières est bonne pour les usages domestiques, mais presque toujours *impropre à la boisson*. Les cours d'eau qui traversent les villes sont des égoûts où l'on rencontre toutes les immondices, et que corrompent encore les industries établies sur leurs bords.

V. — **Eau des étangs, mares, etc.**

L'eau des étangs, des marais, des mares est très *malsaine*. Elle est toujours lourde et indigeste; elle baigne un grand nombre de plantes; des insectes, des reptiles y vivent, y déposent leurs œufs, y meurent et s'y putréfient.

L'emploi d'une pareille eau est très dangereux et le *principe de certaines fièvres s'y trouve contenu*. Si l'on était absolument obligé de se servir d'eau de mare, il faudrait d'abord la faire bouillir pendant une heure ce qui détruit tous les germes de maladies, puis après l'avoir laissé refroidir, la filtrer, ce qui enlève les corps étrangers, enfin la battre énergiquement afin de l'aérer et d'ôter la lourdeur.

VI. — Eau de puits

L'eau de puits serait d'assez bonne qualité ; malheureusement pour diminuer le creusage et la fatigue de tirer l'eau, on les construit en contrebas et ordinairement le plus près possible des habitations, ce qui est une cause de souillure par suite d'infiltrations. Dans les campagnes, il arrive souvent que l'on établisse un puits près du fumier ou des étables ; l'urine et le purin finissent par pénétrer dans le puits, et l'usage d'une eau ainsi souillée détermine souvent des maladies mortelles. Le choléra et surtout la fièvre typhoïde n'ont souvent pas d'autres causes.

Pour s'assurer que l'eau d'un puits est altérée, il faut la faire évaporer en la faisant bouillir. On constate alors une odeur qui ressemble à celle du purin.

Une autre cause d'altération de l'eau des puits est la proximité des cimetières.

On ne saurait donc trop insister sur la nécessité de faire comprendre combien il va de l'intérêt du paysan de placer son puits hors d'atteinte de tout voisinage suspect, et de le soustraire aux dangers des infiltrations, en second lieu, de lui donner une profondeur suffisante.

Plus le puits est profond, plus l'eau qu'il contient provient de couches profondes, moins il court de chances d'être atteint par les infiltrations.

L'étanchéité des parois, au moins jusqu'à une certaine profondeur, est aussi une condition à conseiller. Cette précaution oppose une barrière aux infiltrations qui peuvent provenir des couches supérieures.

Quand un puits est nouvellement creusé, il faut se rappeler que les premières eaux sont impures et malsaines. Il doit être vidé au moins deux fois avant d'employer l'eau.

VII. — **Eau de source**

La meilleure eau que l'on puisse employer est l'eau de source. Elle est ordinairement limpide et de bon goût, transparente, suffisamment aérée ; elle a presque toujours la même température, et ne renferme pas de germes de maladies.

Quelle que soit l'origine d'une eau de boisson, si l'on doute de sa bonne qualité, il faut la faire *bouillir*. La température de 100 degrés détruit tous les germes de maladies.

En temps d'épidémie, il faut toujours considérer comme suspecte toute eau de la pureté de laquelle on n'est pas positivement sûr.

Un autre système excellent pour purifier l'eau, c'est la *filtration.*

On peut fabriquer très facilement et à bon compte un excellent filtre : pour cela, on dispose une vieille barrique de manière que le fond, percé préalablement de trous, soit placé au 1/4 de la hauteur de la futaille.

Les 3/4 qui restent sont en partie remplis de couches successives de gravier, de sable fin, de poussier de charbon.

L'eau qui a filtré par cet appareil si simple est est assez pure, *mais l'ébullition met mieux à l'abri de tout danger que les filtres les plus perfectionnés.*

Quelle que soit l'origine de l'eau, il faut qu'elle soit conservée dans des vases propres ; d'où elle sera puisée, suivant les besoins, au moyen d'un ustensile ayant un manche, afin de ne pas tremper les doigts, souvent malpropres, dans l'eau.

Le récipient contenant l'eau devrait aussi être muni d'un couvercle.

VIII. — **Boissons fermentées**

Le vin

La meilleure, la plus saine de toutes les boissons fermentées, est le vin, qui, pris en quantité modérée, nourrit, aide à la digestion, fortifie le corps et facilite le travail.

Pris en quantité excessive, le vin détermine cet état dégradant qu'on nomme *l'ivresse*.

Le vin, que l'on achète aujourd'hui, est souvent tellement *falsifié* par l'industrie, qu'il n'a plus rien de commun avec le jus de la vigne, et qu'au lieu d'être une excellente et utile boisson alimentaire, ce n'est plus ordinairement qu'un produit fabriqué avec de l'eau et diverses drogues et, par conséquent, malfaisant et inutile.

Que le campagnard ne boive donc que le vin qu'il récolte lui-même, de la fabrication duquel il est sûr, et qu'il évite, comme le poison, les vins de cabaret et ceux que lui fournit le commerce.

Les falsifications que l'on fait subir au vin sont tellement nombreuses et tellement savantes, que je ne puis même pas les indiquer ici, et que je me contente de recommander au paysan de se contenter de sa récolte, dont il pourra augmenter la quantité par l'opération du *sucrage*, qui n'a rien de malfaisant, et qui donne de petits vins qui ne sont pas à dédaigner.

Cidre

Après le vin qui est la meilleure de toutes les boissons, surtout pour le travailleur, arrivent, mais sans pouvoir rivaliser avec lui, le *cidre* et le *poiré* qui sont aussi très fortifiants.

Différentes causes viennent cependant en altérer les excellentes propriétés, au moins pour ce qui concerne le *petit cidre*, lequel, comme on sait, est obtenu par pressurage du marc après l'addition d'une certaine quantité d'eau. Cette opération se nomme le *rémiage*. Or, par suite d'un préjugé incompréhensible, on se sert toujours de l'eau croupie d'une mare pour le rémiage. Cette eau, qui renferme du purin, donne d'abord très mauvais goût au cidre ; elle lui communique ensuite des propriétés malfaisantes.

D'autre part, il est prouvé que les eaux de puits donnent de mauvais résultats pour le rémiage. Que l'on prenne l'eau d'une mare bien entretenue, qui ne soit pas gâtée par l'infiltration du purin.

Beaucoup moins fortifiante que le vin et bien moins agréable que le cidre, la *bière*, bien fabriquée, est une boisson bienfaisante, employée avec avantage dans beaucoup de pays, et très recommandable quand le vin et le cidre manquent.

La *boisson de raisins secs* est aussi bien employée aujourd'hui. Elle est difficile à bien faire ; la fermentation devant être commencée avec une température assez élevée qui veut être maintenue jusqu'à ce que la fermentation soit terminée.

IX. — **Boissons distillées ou alcooliques**

Ce sont l'eau-de-vie et les liqueurs. On ne doit les employer qu'exceptionnellement et toujours en petite quantité.

L'usage des liqueurs fortes équivaut à l'emploi d'un poison dangereux. L'alcool exerce une action irritante sur l'estomac. On peut s'en rendre compte par la sensation brûlante que l'on éprouve en prenant un petit verre et en gardant l'eau-de-vie dans la bouche pendant quelques instants. Cette action funeste est plus prononcée encore quand l'eau-de-vie est prise à jeun.

L'habitude qu'ont beaucoup de personnes de boire des liqueurs fortes à jeun, sous prétexte de *tuer le ver*, est la plus mauvaise de toutes.

Il n'entre pas dans mon programme de faire une prédication contre les liqueurs fortes ; mais je ne puis me dispenser de dire que l'*abus de l'alcool donne naissance à une foule de maladies du corps et de l'âme.* Pour le corps : les maladies de l'estomac et du foie, la folie ; pour l'âme : l'abrutissement, l'anéantissement des sentiments d'affection, de moralité, d'honneur et de patriotisme.

L'alcoolisme (c'est ainsi que l'on nomme l'ensemble des phénomènes que produit l'empoisonnement par l'alcool) est devenu un fléau qui menace l'avenir de la nation française ;

« L'alcoolisme, dit le docteur Bergeron, a fait
« et fait encore plus de victimes que la peste et le
« choléra réunis. C'est lui qui multiplie les assas-
« sinats et les suicides, qui peuple les hospices
« d'aliénés, encombre les hôpitaux, et stérilise la
« race ».

L'alcool a une influence héréditaire ; un père est buveur ; son fils est également buveur ; mais, tandis que le père était simplement un ivrogne, le fils devient déjà un fou. — A la troisième génération, on trouve des criminels ou des idiots.

On doit donc éviter même l'emploi modéré des liqueurs fortes. *Leur usage a toujours des inconvénients et jamais d'avantages.*

Il en est de même des boissons dites : *apéritifs* (vermouth, bitter, etc.) qui conduisent directement à l'alcoolisme.

Dans les campagnes, combien de gens, le plus innocemment du monde, accoutument leurs enfants à boire de l'eau-de-vie ? Ils ignorent qu'ils peuvent faire le plus grand tort à leur santé, et leur inculquent ainsi la passion des liqueurs fortes : « Qui a bu boira ! »

X. — **Boissons acides**

On les obtient en faisant tremper dans l'eau divers fruits, tels que : raisins, marc de raisin, quartiers de pommes ou de poires, groseilles, prunelles, cormes, etc.

Toutes ces boissons sont d'un excellent usage, à condition de ne leur demander que ce qu'elles peuvent donner, savoir : *rafraîchir*, *étancher la soif*, ou remplacer d'autres breuvages plus fortifiants trop rares ou trop chers.

En tous cas, ces boissons ne doivent jamais être préparées que dans des futailles, et jamais dans des vases en poterie. Ces derniers sont recouverts de vernis dont la base est le plomb ; *le vernis est attaqué par l'acide de la boisson*, laquelle acquiert alors des propriétés dangereuses. Beaucoup de coliques n'ont d'autres causes que l'emploi de boissons qui ont séjourné dans des ustensiles en poterie.

XI. — Boissons aromatiques

Elles sont préparées avec des plantes ou des substances que l'on fait infuser ou cuire dans de l'eau chaude.

Café

Une de celle que l'on emploie le plus, et dont l'usage est on ne peut plus recommandable, c'est le *café*. L'emploi du café est une excellente chose ; Les enfants et les personnes nerveuses devront cependant en user avec modération.

Le mélange de café et de lait est mauvais. Le lait ne se digère qu'à la condition de se cailler dans l'estomac, à l'instant même où il se trouve en contact avec lui. Or, le café empêche le lait de se cailler. — Le café au lait n'a donc que peu de propriétés nutritives.

Pendant les fortes chaleurs de l'été, pendant la moisson surtout, quand le paysan est obligé de boire en grande quantité, rien n'apaise mieux la soif que le café noir léger.

Le général Lewal rapporte dans son ouvrage une recette excellente et très économique pour confectionner une boisson de café au moyen de marcs. Quand les marcs sont encore chauds, on y ajoute 500 grammes de café frais pour un bataillon, et l'on verse de l'eau. Dès que l'ébullition a eu lieu, on décante dans les barils en y mettant 100 grammes de réglisse et cinq citrons, puis on remplit d'eau de manière à avoir un litre par homme. Le prix de cette boisson est de deux centimes par litre !

Voilà certes un breuvage qui ne coûte pas cher, et dont l'emploi mériterait d'être généralisé ; car, ce qui est vrai pour un bataillon en marche doit être vrai pour un groupe de travailleurs à la campagne.

Une autre boisson très facile à préparer est celle dont je donne la recette :

On emploie les ingrédients suivants : un kilo de cassonade blanche, un kilo de cassonade brune, cinq cents grammes d'orge mondée, 30 grammes de houblon, 30 grammes de coriandre, 25 grammes de sureau, 25 grammes de violette, un litre de vinaigre, 50 litres d'eau. L'opération se pratique de la manière suivante. On prend un tonneau bien propre, et après y avoir fait une ouverture carrée, à la place de la bonde, de 12 à 15 centimètres de côté, on y verse d'abord la cassonade, puis les autres ingrédients. Le tout étant ainsi dans le tonneau, avec une palette propre, on le remue, afin de bien préparer le mélange ; après quoi, on verse l'eau, et on laisse infuser pendant une huitaine. On met alors le breuvage en bouteilles, en ayant soin de passer dans l'entonnoir une passoire, afin que le liquide soit clair, et de se servir de bons et forts bouchons. Au bout de quatre jours, on peut livrer à la consommation. Le litre revient à 7 centimes, prix bien inférieur à celui du vin, dont cette boisson donne l'illusion.

Thé

Très peu employé, le *thé* a cependant de grands avantages, et il a une valeur égale à celle du café.

Chocolat

Il y a lieu de ranger encore dans cette classe le chocolat, aliment très nourrissant, dont l'usage tend à devenir général, même à la campagne.

CHAPITRE III

LE LOGIS

I. — Le logis du Paysan

L'air de la campagne est plus pur et plus vivifiant que celui des villes, et il n'est pas douteux que c'est aux champs que l'on devrait trouver les hommes les plus forts et les mieux portants ; c'est là que la vie humaine devrait être la plus longue et la mortalité la moins élevée.

Cela n'est cependant pas absolument exact ; car le paysan a bien des misères, et au point de vue matériel, ainsi qu'au point de vue moral, il est dans un état d'infériorité marquée dont l'isolement et l'ignorance sont les véritables causes.

L'étude de l'habitation du campagnard donne l'idée de l'insouciance avec laquelle il traite les questions d'hygiène, qui sont cependant liées étroitement avec le bien-être, la santé, et pourquoi ne pas le dire, la moralité ?

Toute l'attention du paysan se concentre sur la

culture, et il n'a aucun souci de son logement, dans lequel il passe cependant plus de la moitié de sa vie.

En effet, il y dort la nuit, et l'hiver ainsi que le mauvais temps l'y retiennent souvent renfermé le jour.

On me dira que ce n'est pas le campagnard qui fait ordinairement bâtir la maison qu'il habite, mais qu'il l'accepte telle que la lui loue son propriétaire, s'il est fermier, telle que la lui ont léguée ses parents, s'il est propriétaire.

Sans doute, il faut tenir compte de bien des circonstances, et le cultivateur est souvent obligé d'habiter le logement, construit avant son entrée dans la tenue; mais s'il en est propriétaire, il vaux mieux qu'il assainisse sa ferme, au lieu de s'arrondir, ce qui est sa constante préoccupation; ou s'il est locataire, il doit exiger du propriétaire les réparations, les modifications nécessaires, ou ne pas louer. Maintenant que la campagne est, on peut le dire, désertée, le fermier a le choix: qu'il se rappelle que c'est un mauvais calcul que de prendre une ferme d'un loyer faible, et d'y être mal logé, les maladies, les pertes d'animaux augmentant notablement le loyer en question. Qu'avant de faire bail, il réfléchisse..

Il existe un certain nombre de principes d'hygiène applicable au logis, sur lesquels il est indispensable d'être fixé..

Il faut d'abord que l'on soit pénétré de cette vérité : *qu'un air pur est encore plus nécessaire à la santé qu'une alimentation saine, que les maladies les plus graves n'ont pas d'autre origine que la respiration d'un air impur* et que, comme le dit un proverbe : là où le soleil n'entre pas entre souvent le médecin.

Afin de pouvoir les éviter, il est nécessaire de connaître quelles sont les causes les plus ordinaires de la viciation de l'air.

II. — Comment l'air est vicié

La première et la plus importante, c'est notre respiration. Quand nous respirons, l'air entre dans nos poumons pour en ressortir impur et souillé de principes nuisibles.

Une personne vivant dans un local parfaitement fermé, dans lequel l'air ne pourrait pas pénétrer, mourrait étouffée au bout de peu de temps. Assurément, c'est là une condition qui ne se réalise que rarement ; mais ce qui arrive souvent à la campagne, surtout pendant les veillées de l'hiver, c'est la réunion d'un certain nombre de personnes dans une pièce bien close, et où l'air se renouvelle difficilement ; au bout de peu de temps, l'air de la chambre est vicié et les personnes qui s'y trouvent renfermées peuvent ressentir du vertige, des maux de tête et différentes incommodités.

La respiration des animaux a le même inconvénient; leurs poumons dégagent les mêmes principes que les nôtres. Il en est de même des lampes et des chandelles allumées, que l'on peut considérer comme autant de personnes qui usent ce qu'il y a de bon et d'utilisable dans l'air et exhalent des principes nuisibles.

Les fleurs, les fruits, les plantes, dégagent aussi, pendant la nuit, des gaz impropres à la respiration. Il ne faut donc pas coucher dans des pièces où se trouvent des plantes vertes, des fleurs ou des fruits.

Les exhalations qui s'échappent du corps de l'homme et de ses vêtements, du corps des animaux, du linge sale, des déjections, etc., sont autant de causes de viciation de l'air; de même ces dépôts de fumier que l'on a l'habitude de laisser, que dis-je, d'étaler avec orgueil le plus près possible, sous les fenêtres même de la demeure.

La fumée des poêles, la fumée de tabac, l'odeur de la viande, du fromage, etc., corrompent aussi l'air.

Les pièces habitées doivent être construites de telle sorte que l'air puisse s'y renouveler facilement tout en restant à l'abri des influences du dehors.

Il ne suffit pas que le logis soit bien aéré. Il faut aussi qu'il soit préservé de l'humidité, qui engendre beaucoup de maladies, notamment le rhumatisme.

Il faut ensuite qu'il soit débarrassé de toutes les souillures du dedans et du dehors, un certain nombre de fièvres graves n'ayant d'autre origine que les miasmes qui proviennent des décompositions ; quand l'eau (eau des pluies ou eau ménagère) s'accumule dans une partie déclive, ou dans des creux, elle séjourne, se corrompt au contact des débris animaux et végétaux entraînés et submergés. Un véritable marais artificiel se trouve constitué, et ce marais même s'il n'a que peu d'étendue occasionne les fièvres que l'on remarque aux environs des vrais marécages.

III. — Choix d'un emplacement

Une question importante, c'est le choix d'un emplacement quand on veut construire une ferme. — Là, on doit rechercher certaines conditions et en éviter d'autres.

Ainsi, on ne doit jamais bâtir sur un sol marécageux, où l'on contracte des fièvres réglées, reparaissant tous les jours ou tous les deux jours, à peu près à la même heure, où les animaux ne prospèrent pas, et où les plantes elles-mêmes ont un aspect misérable et chétif.

On reconnaît facilement un sol marécageux par un sondage de faible profondeur et ensuite par les végétaux qui y poussent : ce sont en général ceux que l'on rencontre dans les marais ou dans les environs de ceux-ci : les roseaux, les joncs, les fléoles, les fétuques, etc., sont de ce nombre ; mais les céréales et les plantes fourragères viennent mal ou sont de qualité inférieure. Il ne peut donc y avoir que de l'avantage à éviter les terrains marécageux, tant au point de vue de la santé que dans l'intérêt de l'exploitation agricole elle-même. La conformation du terrain doit être plane et ne pas présenter d'excavations où les eaux croupissent, mais offrir une pente légère qui facilite l'écoulement des eaux. Si certaines nécessités imposent de construire sur un terrain humide, une excellente précaution consiste à drainer. — Le drainage, en effet, s'oppose à l'humidité du sol en permettant l'écoulement des eaux. Une autre pratique excellente consiste à remplir l'assiette de la maison de gravier, pierres sèches, mâchefer ou scories provenant d'usines métallurgiques.

IV. — Voisinage des cours d'eau et des forêts

Le voisinage des cours d'eau n'est pas à rechercher non plus, à cause des brouillards et du froid humide qui règne aux environs.

De plus, s'il y a des inondations, les terres qui ont été inondées présentent les mêmes inconvénients que les terrains marécageux du voisinage des forêts.

Quant aux forêts, elles purifient l'air, mais elles entretiennent de l'humidité dans leur voisinage. Pour l'avantage qu'elles auraient d'entraver l'extension de certaines maladies contagieuses, rien n'est moins démontré.

V. — Exposition

Enfin, il y a de l'intérêt à construire l'habitation de manière que les ouvertures soient ménagées du côté du midi pour recevoir le plus de soleil possible; si, pour certaines raisons, cette disposition ne peut être réalisée, on choisira l'exposition à l'est pour recevoir les rayons du soleil levant. L'exposition à l'est ou au nord-est est à conseiller pour le midi de la France, mais l'exposition nord est trop froide et doit être évitée; la plus insalubre est l'exposition ouest qui donne trop de prise au vent qui souffle le plus dans la moyenne partie de la France et qui amène la pluie. Dans les contrées où règnent les vents violents à direction déterminée, comme le mistral, le sirocco, il faut orienter l'habitation de manière à se soustraire à leur action et planter à une certaine distance de la maison quelques rangées d'arbres, véritables écrans qui brisent les courants trop violents.

VI. — Fondations

Pour établir les fondations, il est toujours préférable d'employer un ciment hydraulique qui s'oppose à ce que l'eau des nappes souterraines ne s'infiltre dans les murailles. Ce n'est pas seulement de l'hygiène, mais de l'économie bien entendue, car les murs élevés sur des fondations sèches seront plus solides et se dégraderont beaucoup moins vite.

VII. — Murailles

Pour se préserver de l'humidité, il est indispensable de surélever le rez-de-chaussée d'un mètre à peu près au-dessus du sol, et non pas enfouir les murailles dans le terrain préalablement creusé, ainsi que cela se pratique dans les Vosges, la Haute-Marne; dans le Tarn, l'Aveyron, le Saumurois, on rencontre souvent la maison adossée à un rocher, ou à un talus plus élevé que la toiture.

Il faut que le rez-de-chaussée soit surélevé, la partie inférieure du mur (un mètre au moins au-dessus du sol) cimentée à la chaux hydraulique.

Enfin, les murailles doivent être libres. Je n'admets même pas les plantations d'arbres ou d'arbustes trop rapprochés de la maison.

Les matériaux servant à la construction des murs varient non seulement avec les ressources, mais avec les usages, ou mieux la routine du pays. — Dans le Perche, la Sologne, on voit souvent des maisons bâties en torchis; dans le Jura, les Alpes, en bois, dans d'autres régions, en pisé. Les murs ainsi construits ont beaucoup d'inconvénients :

Ils ne sont pas solides.

Ils pourrissent rapidement.

Trop secs en été, ils s'imprègnent d'humidité en hiver et suintent à chaque changement de temps.

Enfin, et ce n'est pas le moindre inconvénient, ils emmagasinent les miasmes provenant des hommes et des animaux.

Les briques mal cuites ont des inconvénients à peu près semblables.

Les matériaux à employer sont, la pierre cimentée, au moins pour le rez-de-chaussée, avec un ciment hydraulique.

On doit bannir aussi, du moins pour la construction du rez-de-chaussée, l'emploi du plâtre qui augmente l'humidité.

Une excellente modification que je verrais avec plaisir se répandre en France, comme celà existe en Angleterre, c'est de laisser dans toute la hauteur un certain espace libre dans lequel l'air peut circuler.

Cette chambre d'air empêche le refroidissement en hiver et l'échauffement en été, parce que l'air est mauvais conducteur du calorique.

L'emploi de briques spéciales façonnées à jour est une application du même principe.

VIII. — Toiture

Dans les pays de landes et de montagnes, on trouve les maisons couvertes en pierres plates ou en gazon. — Les toits de chaume que l'on rencontre aussi dans certaines contrées, ont l'avantage de garantir du froid, mais ils exposent aux incendies, pourrissent facilement, (ce qui produit des émanations, des miasmes) et servent enfin d'asile à une foule de rats qui vivent aux dépens du cultivateur.

Les meilleurs matériaux à employer sont la brique ou l'ardoise, suivant les ressources du pays.

La toiture doit avoir une inclinaison moyenne, afin d'éviter l'accumulation des neiges et de faciliter l'écoulement des eaux pluviales ; de plus, une certaine inclinaison de la toiture, lui permet de moins s'échauffer en été.

Les gouttières sont dispendieuses, et il n'est pas toujours possible d'en obtenir l'installation ; dans ce cas, on établira le long des murs un pavage en revers, dont la pente, conduisant à une rigole, facilitera l'écoulement des eaux tombant de la toiture et en empêchera l'accumulation et la pénétration dans l'intérieur du logis.

IX. — Ouvertures

La question des portes et fenêtres est une de celles qui intéresse le plus l'hygiéniste.

L'habituelle préoccupation du paysan, c'est d'en réduire le plus possible le nombre et les dimensions. — Il paraît que l'impôt sur les portes et fenêtres va disparaître ; on ne pourra donc plus se retrancher derrière un prétexte fiscal, pour laisser subsister l'affligeant état de choses que l'on rencontre même chez les paysans aisés ; « une seule petite fenêtre, ou pas de fenêtre du tout, la lumière entrant par l'imposte ou par la porte maintenue ouverte, lucarnes à petits carreaux quelquefois remplacés par du papier, etc., etc. »

Il faut que les fenêtres soient de dimensions et en nombre suffisants pour que l'ensoleillement de la pièce soit complet, que les vitres soient de verre bien blanc, que les croisées soient à hauteur moyenne, assez basses pour que l'on puisse facilement les ouvrir, assez élevées pour que les miasmes répandus dans la partie haute puissent s'écouler facilement.

Jamais on ne doit clouer les châssis.

Les rideaux sont un luxe inutile ; des nattes disposées à l'extérieur suffisent en été pour préserver du soleil.

Enfin, les fenêtres sont garnies de volets extérieurs

Quant aux portes, elles doivent avoir aussi des dimensions suffisantes. — La porte d'entrée peut être placée en face des fenêtres, ou entre les fenêtres, ou en face de la cheminée.

La disposition consistant à couper la porte en deux parties indépendantes est une excellente pratique. La fermeture est suffisamment hermétique si les deux parties se rejoignent bien, et on a l'avantage, quand le temps le permet, d'aérer l'appartement en ouvrant la partie supérieure, la partie inférieure restant fermée pour empêcher les animaux de pénétrer.

X. — Plancher supérieur

Ce plancher, qui sépare la pièce d'habitation du grenier devrait être plafonné en plâtre, mais le plâtre est cher, il faut donc se contenter des solives apparentes et de planches aussi bien jointes que possible, afin d'éviter le passage de l'air et la chute des poussières du grenier. Le tout doit être badigeonné à la chaux, comme les murs à l'intérieur.

Le plafond doit être suffisamment élevé.

XI. — Plancher inférieur

Le plus souvent, même dans les fermes bien tenues, le plancher est en contrebas, cette disposition est une cause d'humidité permanente en raison des exhalaisons qui s'échappent des terrains environnants situés plus haut, et de l'entrée forcée des eaux pluviales. — Le sol de l'appartement doit donc être au même niveau, et mieux, plus élevé que le terrain environnant.

Quelque soit la manière dont le sol sera recouvert, il faut que la surface soit bien plane et qu'il n'y ait jamais de partie plus élevées succédant à de petits enfoncements où l'eau séjourne et où de véritables cloaques s'établissent.

Il faut que le paysan qui veut bien se porter se garde de laisser à nu le sol du rez-de-chaussée, ainsi que cela se voit, dans une foule d'endroits, où le plancher est en terre battue, ou en roche naturelle, ou misérablement pourvu de quelques pavés.

On fera disposer sur une couche de 25 à 30 centimètres d'épaisseur de pierres concassées des dalles de pierre ou des carreaux de terre bien cuite. — Cette disposition n'est cependant pas ce que l'on peut rêver de mieux, car dans les interstices, il reste toujours des poussières, des matières organiques, qui, en contact avec de l'eau, donnent naissance à des miasmes.

Rien ne vaut un plancher en sapin du Nord, qui n'est pas beaucoup plus coûteux qu'un carrelage.

Je me suis toujours demandé pourquoi l'on ne faisait pas usage du bitume, si propre et si résistant.

XII. — **Distribution**

Il y a bien des progrès à réaliser pour ce qui concerne la distribution de l'habitation.

Trop souvent on voit toute une famille grouiller dans une pièce unique, trop petite, où l'on dort la nuit ; le jour on y fait la cuisine, on y cuit le pain, on y façonne le beurre, la ménagère s'y livre à tous les travaux qui lui incombent ; il y a de plus avec les animaux domestiques la plus lamentable promiscuité.

Il n'est pas rare de voir, dans les Vosges, l'unique pièce de la maison séparée par une cloison incomplète du réduit d'une vache, d'une chèvre ou d'un cochon. — En Basse-Bretagne, il en est souvent de même.

Dans d'autres contrées, le bétail habite le rez-de-chaussée, et la famille, une sorte de premier étage, où montent toutes les exhalaisons qui s'échappent des animaux et de la litière.

Quand il existe deux pièces, la seconde qu'on nomme fournil est plus basse, privée de fenêtres, et l'on y accumule avec les légumes, les salaisons, le linge sale, les enfants déjà grands et les vieux parents.

Certes, la distribution de l'habitation rurale ne doit pas être compliquée, mais il faut le nombre de pièces nécessaires pour loger toute la famille, pour isoler au besoin un malade contagieux ; il faut aussi que la séparation entre les êtres humains et les animaux soit complète, car un certain nombre d'affections sont transmissibles des animaux à l'homme.

XIII. — L'intérieur de la maison

La propreté se confond avec l'hygiène et la prospérité.

Les murs et le plafond, blanchis à la chaux, doivent être reblanchis au moins tous les trois ans, et l'on ne doit pas voir de ces demeures dont l'intérieur est absolument noirci par la fumée. Une habitude très malpropre est celle de cracher, je ne dis pas par terre, mais contre les murs où ces crachats se dessèchent. La phtisie pulmonaire n'est pas rare à la campagne, et ce sont les crachats qui sont le véhicule des germes de cette redoutable affection. Le plancher, qu'il soit en bois ou en carrelage, sera souvent lavé et séché.

L'air sera renouvelé souvent, et l'on ouvrira les fenêtres, le matin, avant d'aller aux champs.

L'encombrement est à éviter. — Dans la pièce d'habitation, il doit y avoir les meubles nécessaires, mais rien dans les coins, pas de dépôts de toute nature ; on doit se garder aussi d'accrocher aux solives des chaussures, des quartiers de lard, du chanvre, et de déposer sur la plate-forme, qu'on rencontre souvent au-dessus des lits, des fruits, des fromages, ou de mettre sous le lit un amas de légumes ou de pommes de terre. Tout cela vicie l'air.

Il n'est pas admissible non plus que l'on tende des cordes pour y suspendre le linge sale, les guenilles du ménage, et les langes d'enfants. Ces derniers objets sont souvent mis à sécher devant la cheminée, alors qu'exposées au soleil, ces hardes sécheraient d'une manière plus complète et plus saine. De l'air, du soleil et de la propreté, voilà en résumé ce que l'on doit rechercher et ce dont on ne peut pas impunément se passer.

XIV. — **Description d'une maison neuve**

La maison rurale, ainsi que je la comprends, remplira les conditions suivantes.

1° Les fondations ont 1m 50 à 2 mètres.

2° Le plancher inférieur repose sur 0m 30 d'épaisseur de scories, mâchefer ou gravier.

3° Il est établi un terre-plein, bien plan, élevé de 1 mètre au-dessus du sol environnant, avec un plan incliné doucement du côté de la façade sur lequel s'ouvre la porte d'entrée. Ce plan incliné à pente assez douce pour permettre l'accès des voitures est pavé en bordure de la maison et macadamisé sur le devant.

La façade opposée a simplement un revers à pente raide pour empêcher la stagnation des eaux le long de la maison.

4° La hauteur des murs à partir du plancher est de 3 mètres.

L'épaisseur des murs est de 0^{m} 50.

La façade est de 10 mètres.

La profondeur est de 6 mètres.

5° La grande pièce à 6 mètres de long. A côté et séparée de la grande pièce, par une cloison de 0^{m} 20, percée d'une porte, se trouve une deuxième pièce (6^{m} sur 2^{m} 80) où l'on pourra mettre un lit, et où au moyen d'une cloison percée d'une porte on pourra ménager un réduit pour le débarras.

6° Les ouvertures sont toutes ouvertes sur le midi, afin d'avoir le plus de chaleur possible.

Elles se composent : d'une porte d'entrée de 2^{m} 50 de hauteur sur 1 mètre de largeur placée entre les 2 fenêtres de la grande pièce.

Ces 2 fenêtres ont 2 mètres de hauteur sur 1 mètre de largeur et s'ouvrent à un mètre du sol.

La fenêtre destinée à éclairer la petite pièce a 2 mètres de hauteur, 0^{m} 60 de largeur.

7° La cheminée se trouve percée dans la façade est. Elle sert en même temps de four.

8° A côté du four, généralement, j'établis :

Premièrement, à droite, une laverie avec pierre d'évier de 2 mètres de haut sur 1 mètre de large.

Deuxièmement, à gauche, une laiterie ou garde provisions, situé en contre-bas, — 2 petites fenêtres au nord et à l'est, — 3 marches pour descendre.

9° On accède au grenier par une échelle ou un escalier disposé sur la face ouest. Ce grenier est divisé en 3 compartiments, communiquant par des portes et éclairé par des lucarnes.

Le premier compartiment est le grenier à blé. Le second, ou compartiment du milieu, est le grenier proprement dit. Le troisième sert pour le linge, etc.

XV. — Amélioration des fermes existantes

Un paragraphe précédent indique mes vues pour les fermes à construire. Mais celles qui existent depuis longtemps, et qui présentent des vices de construction au point de vue de l'hygiène, ne pourront pas être démolies pour cela ; voyons comment les réparer, les assainir, les aménager.

L'emplacement ne peut être changé. — Si le terrain est humide ou marécageux, le drainage pourra être d'une grande utilité, et certaines plantations assainiront le sol. Le tournesol, paraît-il, aurait la propriété d'assainir les terrains marécageux.

Il en serait de même du houblon, du riz indien et de la fève des marais. Une plante qui assainit réellement, c'est l'eucalyptus, très cultivé maintenant en Afrique.

Sa croissance est énorme ; en quelques années, il atteint la force de nos plus grands arbres, mais il ne vient pas dans nos régions froides.

L'orientation défectueuse est irrémédiable, cependant, des rideaux d'arbres placés à une certaine distance, pourront briser les vents régnants.

Le sol peut être abaissé autour de la maison et les murailles déblayées, débarrassées dans le pourtour. — Intérieurement, les murs seront souvent blanchis à la chaux et dans les parties inférieures plus humides, garnis d'un revêtement en carton bitumé.

Des ventilateurs intelligemment disposés assureront l'aération si les ouvertures sont trop petites et si le cube d'air respiratoire est insuffisant. Ces ventilateurs sont peu coûteux, et ils rendraient des services signalés.

Le sol pourra toujours être aplani et recouvert de carreaux.

XVI. — Dispositions spéciales relatives au logis des journaliers

Les maisons occupées par les journaliers qui n'ont pas de bétail à soigner, peuvent être l'objet de modifications spéciales, ainsi le four est inutile ; ils ont plus d'économie à acheter leur pain chez le boulanger. Un poële-cuisinière est un objet de première nécessité. La deuxième pièce pourra manquer et le grenier être simplifié.

CHAPITRE IV

L'ÉCLAIRAGE

L'éclairage à la campagne est réduit à une grande simplicité : le paysan se couche de bonne heure, et il a bien raison ; de plus, une foule de systèmes d'éclairage usités à la ville ne sont pas à sa disposition.

On voit encore des *chandelles de résine*, lesquelles donnent une lumière peu éclairante, et qui, outre ce défaut, ont celui de répandre une mauvaise odeur et d'abondantes fumées.

La *chandelle de suif* éclaire assez mal, et il est nécessaire de la moucher à chaque instant ; elle est loin de valoir la *bougie*, qui n'a qu'un inconvénient, celui de coûter trop cher.

La *lampe*, alimentée par de l'huile de colza, de navette ou de noix, donne un assez bon éclairage, mais elle produit beaucoup de fumée.

Le meilleur éclairage et le plus économique est celui de la lampe alimentée par l'*huile de pétrole* ; elle donne une lumière très suffisante, la flamme est fixe, malheureusement elle produit aussi une fumée qui sent mauvais.

Autant que possible, il faut accrocher les lampes au mur, ou les suspendre à une solive, de manière que la flamme soit plus élevée que les yeux. Cette précaution est excellente, car on diminue de cette manière la fatigue de la vue, et on ne respire pas l'air vicié qui entoure la flamme.

Le pétrole a un autre inconvénient grave ; il donne des vapeurs extrêmement inflammables, ce qui constitue un danger sérieux et expose à de fréquents et terribles accidents.

Les lampes à éponges imbibées d'essence de pétrole sont aussi très pratiques, elles donnent, il est vrai, peu de lumière, mais elles remplacent avantageusement les chandelles de résine.

Il faut s'entourer de grandes précautions pour manier l'essence ou l'huile de pétrole. D'abord, on ne doit jamais toucher à ces substances inflammables à la clarté d'une lumière quelconque, les lampes doivent êtres remplies le jour ; les incendies et les accidents les plus graves sont la conséquence trop fréquente de l'oubli de cette précaution indispensable.

Pour l'essence et l'huile de pétrole, il faut avoir un bidon, fermé par une vis ; le bidon sera tenu hors de la portée des enfants et dans un lieu où l'on ne fasse jamais de feu.

I. — Brûlures

En cas de brûlures, on appliquera sur le siège du mal de la poudre d'amidon, et on enveloppera avec de la ouate, ou bien on appliquera du linge trempé dans de l'eau miellée, ou dans de l'eau à laquelle on ajoutera un peu d'eau-de-vie.

S'il y a des ampoules, on commencera par les crever d'un coup d'épingle. Si les brûlures sont profondes et étendues, il faudra absolument avoir recours au médecin, et non pas à certains industriels qui prétendent *conjurer* les brûlures.

II. — Viciation de l'air par les sources d'éclairage

Toutes les sources de lumière, aussi bien la chandelle et la bougie que les lampes, corrompent l'air en le privant de sa partie respirable et en y répandant des produits nuisibles.

On a calculé qu'une chandelle de suif consommait autant d'air dans le même espace de temps qu'une grande personne. Les lampes, surtout celles à pétrole, consomment beaucoup plus.

C'est là un renseignement dont il faut tenir compte quand on laisse brûler une ou plusieurs lumières dans des appartements mal aérés.

III. — Allumettes

Un mot pour terminer sur les *allumettes*, auxquelles on peut imputer plus du quart des incendies qui ont lieu annuellement, et une bonne partie des empoisonnements accidentels ou criminels dont les journaux sont remplis.

L'usage des allumettes au phosphore amorphe, dites hygiéniques, ferait disparaître les dangers. Elles ne coûtent pas plus cher, vu qu'elles sont meilleures, et qu'il en faut par conséquent beaucoup moins. Il est indispensable de les tenir dans un endroit sec, autrement elles s'altèrent et s'enflamment mal.

CHAPITRE V

LE CHAUFFAGE

Le chauffage est une des questions les plus difficiles de l'hygiène ; mais pour l'hygiène rurale, la question se simplifie.

A la campagne, on ne peut en effet employer que : 1° la cheminée ; 2° le poèle ; 3° la chaufferette.

I. — La cheminée

C'est le mode de chauffage nécessaire pour la ferme dans le pays où le campagnard récolte le bois qu'il brûle, bois souvent sans valeur commerciale.

La cheminée a généralement des dimensions trop grandes, ce qui la fait *fumer*. On peut éviter cet inconvénient en mettant le foyer à 0 m. 25 au-dessus du sol. Il s'établit ainsi un *tirage* très favorable, qui ventile et assainit l'appartement.

La cheminée sert à faire la cuisine des hommes

et celle des animaux; elle est, de plus, l'endroit où l'on se chauffe.

Tous les membres de la famille peuvent y tenir à l'aise, et s'y sécher au retour du travail. — Mais la cheminée ne répand de chaleur qu'à une faible distance. C'est la seule chose que l'on puisse lui reprocher.

II. — Le poêle

Le *poêle* est, pour les ouvriers et les journaliers, de beaucoup préférable à la cheminée ; mais il ne présente d'avantages que s'il sert en même temps de fourneau de cuisine. Les poêles, généralement en fonte, consomment le bois, la houille, le coke ; ils échauffent très vite l'appartement, mais ils déssèchent l'air, ce que l'on peut éviter jusqu'à un certain point en plaçant dessus une terrine toujours remplie d'eau.

En second lieu, ils corrompent l'air en laissant se dégager certains produits dangereux à respirer. On peut éviter cet inconvénient en ne fermant pas la clef des poêles ; il vaudrait mieux supprimer totalement cette clef pour ne pas avoir la tentation de s'en servir.

A la campagne, on a l'habitude de s'asseoir autour d'un poêle chauffé au rouge : les poussières contenues dans l'air se grillent sur la surface du poêle, et répandent une odeur désagréable qui est une cause de corruption de l'air. Cette tendance à pousser le feu outre mesure a un autre danger, c'est que le corps est échauffé, et que l'on se refroidit alors très facilement si, par hasard, on sort, ne fut-ce qu'un temps très court.

III. — Chaufferettes

Elles sont, malheureusement, d'un usage général ; on ne saurait trop se prémunir contre cette mauvaise habitude. — Les gaz impropres à la respiration se dégagent de ces appareils, et corrompent l'air. — Elles ont encore d'autres inconvénients pour le développement des varices et de diverses autres maladies.

Pour les lingères, les repasseuses, il faut donner de l'air fréquemment, surtout si l'on emploie le fer creux qui reçoit une charge de charbon incandescent.

CHAPITRE VI

LE SOMMEIL

Le temps pendant lequel l'on dort est une période de véritable chômage durant laquelle l'homme se repose et répare ses forces. Le sommeil est un état d'inactivité, d'anéantissement absolument nécessaire à notre conservation.

Le besoin du sommeil est soumis à l'influence de l'*habitude*; il reparaît et il cesse ordinairement aux mêmes heures, et sous ce rapport il offre une certaine analogie avec l'appétit.

La nuit pendant laquelle tout est calme et silencieux, est le moment le plus favorable pour le sommeil.

Une excellente condition est de se livrer au repos à des heures fixes et variant aussi peu que possible.

Ordinairement à la campagne, dès que le repas du soir est terminé, tout le monde se met au lit. Il vaudrait mieux ne pas se coucher si tôt après souper, parce que cette pratique peut donner lieu à de l'*insomnie* ou au moins à un sommeil agité et troublé.

Le repas terminé, il serait bon de rester une heure à causer en famille, à se livrer à une distraction quelconque ou à un travail peu fatiguant.

Un repas trop copieux, l'usage de café, de thé ou de certaines boissons excitantes occasionnent habituellement un mauvais sommeil. Certains aliments, au contraire, et certaines boissons passent pour être favorables ; ce sont : le lait, la volaille, la salade de laitue, celle de pourpier, les pommes de reinette.

Avant de se déshabiller, *il faut aller dans la cour* et uriner. Autant que possible, *il faut prendre l'habitude de se vider avant de se coucher*, et c'est une habitude que l'on prend très vite.

Le pot de chambre ne devrait être employé qu'exceptionnellement ; cependant comme l'on s'en sert assez communément, il est bon de savoir où doit être placé ce vase intime.

Dans certaines fermes, l'on trouve encore une case pratiquée dans la muraille, à hauteur de tête, et où se place le pot de chambre. On comprend facilement ce que cette habitude a de malpropre et de malsain. Autant que possible, il faut avoir une table de nuit qui ferme bien, ou si l'on ne peut se procurer ce meuble, placer le vase sous le lit, au pied et non pas à la tête. Mieux vaut, je le répète, est de prendre l'habitude de sortir, avant de se coucher, et après le lever.

Une foule de gens se mettent au lit avec une partie du vêtement qu'ils portaient pendant la journée. C'est une faute contre l'hygiène : on doit quitter tout ce qu'on avait sur le corps pendant le jour, et *mettre des effets spéciaux pour la nuit*. Le gilet de flanelle, que certaines personnes sont obligées de porter, doit être quitté aussi, car plus encore que les autres pièces de linge de corps, la flanelle se charge de transpiration, et l'on conçoit facilement qu'il ne peut être que malsain de porter sur la peau une étoffe humide.

On peut laisser brûler pendant la nuit, le feu dans la cheminée ; *mais si la chambre à coucher est chauffée par un poêle, il faut toujours laisser s'éteindre ce dernier* ; ou si, par hasard, il existe des motifs d'entretenir le feu pendant la nuit, il est indispensable de ne jamais fermer la clef du poêle sous prétexte de conserver la chaleur.

Cette pratique peut entraîner les accidents les plus graves et déterminer même la mort, car il s'échappe des poêles, dont on modère le tirage, de la *vapeur de charbon* qui est un poison dangereux. A plus forte raison ne laissera-t-on pas de *réchaud* allumé, ni dans la pièce où l'on couche, ni même dans une chambre contigue.

Autant que possible il faut *dormir sans laisser*

brûler de lampe, de bougie ou de veilleuse. Tout cela corrompt l'air et a de plus l'inconvénient de supprimer l'obscurité si favorable au sommeil.

Enfin, dernière précaution, *ne laisser dans la chambre, ni fleurs ni plantes vertes*, car les végétaux vicient l'air la nuit.

Comme on fait son lit on est couché, et comme on est couché on dort ; voilà un proverbe qui n'est pas bien exact pour la campagne, où l'on couche ordinairement dans des lits mal faits ou pas faits du tout et où l'on dort bien cependant à cause de la fatigue éprouvée la veille.

Mais combien ce sommeil serait plus sain et plus réparateur, si l'on rompait avec la coutume déplorable de ces lits fermés, véritables armoires, où l'air n'a pas accès, cellules hermétiques où la respiration s'accomplit péniblement.

Les conditions de couchage ont une importance telle que je vais les passer en revue avec quelques détails.

Le principe est que le lit ne saurait se trouver dans un air trop pur et trop renouvelé. Il faut donc commencer par supprimer toutes ces tentures, tous ces rideaux épais, le plus souvent séculaires, qui non seulement interceptent l'air, mais sont encore chargés des poussières et des souillures de plusieurs générations.

Si, pour certaines raisons particulières, comme

le mélange des deux sexes dans le même appartement, il est nécessaire d'avoir des rideaux, que ces rideaux soit en étoffe légère, en toile par exemple, et que l'on puisse laver facilement. Ils ne devront être baissés que la nuit ; le jour on les relèvera ; enfin, on ne leur donnera que les dimensions strictement nécessaires pour le but que l'on se propose et l'on supprimera complètement le ciel de lit.

Le lit en bois que l'on rencontre presque partout aujourd'hui est un progrès sur les sortes de boîtes où l'on couchait autrefois.

Un nouveau et véritable progrès serait l'adoption de ces petits lits de fer, si propres, si élégants, si faciles à nettoyer, que l'industrie met à la portée de toutes les bourses.

Le sommier des riches est remplacé à la campagne par la paillasse faite en paille de froment, d'avoine ou de maïs. Il faut que cette paillasse soit remuée énergiquement tous les jours et remplacée au moins tous les ans ; autrement elle devient un asile pour la vermine, et un foyer de mauvaise odeur et d'humidité.

Les matelas en crin sont les meilleurs de tous ; ceux de laine sont bons aussi, à condition d'être souvent secoués et exposés au grand air pendant quelques heures ; autrement la laine se charge d'impuretés, de mauvaises odeurs et de germes de maladies.

Mais le plus détestable de tous les matelas est celui en plumes, que l'on nomme couette, ou couitre, etc.

La couette a mauvaise odeur, retient l'humidité, se nettoye difficilement, et échauffe beaucoup trop le corps. C'est un système de couchage défectueux, malsain et appelé à disparaître.

Tout au plus doit-on se permettre d'intercaler une couette entre la paillasse et le matelas.

Tout ce qui vient d'être dit sur les couettes s'applique aussi aux édredons et aux oreillers en plumes. La plume est malsaine; il vaudra donc mieux avoir des oreillers en crin ou en balle d'avoine, placés sur un traversin un peu dur, et remplacer l'édredon par des couvertures.

Si l'on tient à conserver l'édredon, que l'on ne l'emploie que par les grands froids, qu'on le secoue et qu'on l'expose à l'air tous les jours.

En tous cas, on ne doit le mettre sur le lit qu'au moment de se coucher, et non pas le laisser en place toute la journée, ce qui empêche le lit de sécher, par l'obstacle que met l'édredon à l'évaporation.

Les draps de lit de toile sont en raison de leur fraîcheur, d'un emploi plus agréable en été; on doit réserver ceux de coton pour l'hiver. Il est à peine utile d'indiquer que les draps doivent être changés chaque fois qu'ils sont sales.

Quant aux couvertures, mieux vaut en avoir plusieurs légères qu'une trop épaisse.

Les couvertures légères réchauffent parfaitement, sans gêner par leur poids.

S'il est bon de ne pas trop se couvrir en hiver, il est sage aussi de ne pas trop se découvrir en été. Bien des personnes, par les grandes chaleurs, ne gardent qu'un drap ou même se couchent sans le drap de dessus. Cette pratique expose à se refroidir, et prédispose à mal supporter la chaleur du jour.

Peut-on, dans certains cas, dormir la fenêtre ouverte ? Je n'hésite pas à répondre que, quand le logis est petit et mal aéré, il n'y a nul inconvénient à dormir la fenêtre entr'ouverte.

La position que l'on prend au lit n'est quelquefois pas une chose indifférente. Les rêves pénibles, les cauchemars proviennent souvent du fait de se coucher sur le côté gauche, ce qui peut amener une certaine gêne dans les mouvements du cœur. D'autres personnes, au contraire, dorment mal quand elles sont couchées sur le côté droit. Ce sont là des dispositions individuelles.

La durée du sommeil dépend encore de circonstances personnelles ; mais en général on peut dire que sept à huit heures de sommeil suffisent largement.

Un usage général et dont la nécessité s'impose

par les grands travaux, c'est la *sieste* ou *méridienne*. On appelle ainsi le sommeil de midi à deux heures de l'après-midi.

Certaines précautions doivent être observées : d'abord il ne faut pas aller dormir à l'ombre froide et humide d'un arbre, alors que le corps est en sueur.

Il est dangereux aussi de se coucher sur le sol brûlant, le corps exposé aux ardeurs du soleil ou bien la tête seulement protégée. Le mieux est de chercher un endroit simplement ombragé, et de ne jamais négliger de reprendre, pour faire la sieste, les vêtements que l'on a quittés pour le travail.

L'opinion vulgaire attribue une action favorable sur la santé au séjour pendant la nuit dans les étables ou les écuries. Rien n'est plus faux ; il est malsain, au contraire, de coucher dans les étables, surtout pendant l'hiver, où les locaux sont toujours aérés d'une manière insuffisante, afin de conserver la chaleur. L'air que l'on respire dans ces conditions est impur. Il faut donc éviter de coucher dans les étables, ou d'y faire coucher un garçon de ferme, à moins qu'on n'y soit obligé par certaines nécessités de surveillance. Dans ce cas, le mieux est de coucher sur de la paille, mais il ne faut jamais établir un lit définitif.

Il est dangereux aussi de dormir dans les granges, au moment surtout où l'on vient d'y entasser des fourrages incomplètement séchés. De sérieux accidents peuvent survenir dans ces conditions.

CHAPITRE VII

LES DÉPENDANCES

I. — **Étables et écuries**

Le bétail est l'élément de prospérité de la ferme ; si le bétail est malade ou meurt, c'est la ruine pour le paysan.

Plus encore que pour l'homme, *la santé des animaux dépend de leur logement ;* en outre, la santé de l'homme dépend en partie de la bonne tenue et de la bonne disposition des bâtiments qui entourent son logis. Les conditions d'exposition, de construction, d'aération, de propreté du refuge des animaux doivent donc être soigneusement étudiées.

Les étables et les écuries doivent autant que possible être exposées au midi, si l'on craint le froid au nord, si c'est la chaleur ; l'exposition de l'ouest est mauvaise, parce qu'elle entraîne l'humidité.

Il vaut mieux que les étables et les écuries

soient séparées complètement de l'habitation de l'homme; mais si les bâtiments sont contigus, il ne faut pas que le mur qui les sépare soit percé d'une porte de communication.

Le mieux, c'est que la cuisine des animaux se fasse dans une pièce dépendant de leur logement; mais si le fournil (pièce où se fait la cuisine des animaux) se trouve dans l'habitation proprement dite, il ne faut pas qu'il communique avec l'étable ou l'écurie.

Donc séparation complète entre la demeure des hommes et celles des animaux; quelquefois, le rez-de-chaussée de la ferme est habité par les bestiaux et le premier étage par les fermiers. C'est une disposition des plus vicieuses. — En effet, les émanations des écuries montent au premier étage, et sont une cause d'insalubrité pour ceux qui l'habitent; d'autre part, il tombe du premier étage au rez-de-chaussée des poussières qui font tousser les animaux, et leur font mal aux yeux.

Si donc, on est obligé d'adopter cette disposition, le rez-de-chaussée et l'étage doivent être séparés par une voûte, ou par un plafond carrelé et plâtré.

II. — Conditions de construction

Les étables et les écuries doivent être construites en matériaux solides qui préservent de l'humidité du dehors.

Les terres environnantes doivent être déblayées et au besoin on creusera un fossé tout autour. Le niveau du sol doit être légèrement surlevé de 20 cent. au moyen de gravier, de sable ou de mâchefer, de manière que l'eau du dehors ne puisse pas pénétrer.

Le sol lui-même doit être en pente très douce, de manière que les urines et les liquides ayant un écoulement facile, ne pénètrent pas dans la terre, qu'ils finiraient par imprégner complètement. L'écoulement se fait par des rigoles allant aboutir à une citerne ou un tonneau enterré.

Cette disposition a l'avantage en plus de permettre les lavages à grande *eau*.

Le sol de l'écurie doit de plus être uni, égal, sans dépression où stagnent les liquides, et imperméable, ce qui veut dire qu'il ne doit pas se laisser traverser par l'eau.

Enfin, il ne doit pas être glissant pour que les animaux ne fassent pas de chutes.

Le pavage remplit très mal les conditions, parce qu'entre les pavés il reste des intervalles où pénètrent les liquides. — Le dallage est trop cher; de plus, les dalles sont froides et glissantes.

Les matériaux les plus convenables sont les briques placées de champ sur une couche de béton, et séparées par un intervalle que l'on remplit de chaux hydraulique.

Le pavage en bois est excellent.

La pente du sol doit être de 15 à 20 millimètres par mètre pour un pavage en briques.

L'hygiène voudrait que le sol fut débarrassé tous les jours du fumier; mais l'économie rurale veut que les litières séjournent sous les animaux assez longtemps pour s'imprégner d'urine et de matières; seulement, si on laissait le fumier trop longtemps, il s'en dégagerait des vapeurs irritantes nuisibles pour les yeux, la gorge et les pieds des animaux. Qu'en tout cas, l'enleyage ait lieu tous les huit jours, et qu'on lave à grande eau.

Le plafond doit être élevé d'au moins 4 à 5 mètres pour les chevaux; 3 à 3 mètres 50 pour les vaches. Chaque cheval a besoin de 1 mètre 50 de large, sur 5 mètres de longueur; chaque vache, de 1 mètre 50, sur 2 mètres 60, y compris l'auge et le ratelier.

Les rateliers et mangeoires doivent être individuels et, autant que possible, en fonte. — Ce métal n'est pas cher et se nettoie facilement.

Si les écuries sont doubles, c'est-à-dire qu'il y ait deux rangées d'animaux, le couloir ménagé entre les deux rangées doit avoir 2 à 3 mètres, et autant si l'écurie est simple.

Si le dépôt de fourrages est placé au-dessus de l'écurie, il est bon que le plafond soit en plâtre. En tout cas, les planches doivent être bien jointes pour empêcher les poussières de tomber du grenier sur les animaux. Le mieux est qu'il n'y ait pas de grenier au-dessus des étables.

Enfin, les murs doivent être crépis et blanchis à la chaux.

III. — **Condition d'aération**

Une seule porte suffit ordinairement, mais elle doit être assez large pour que deux chevaux puissent y entrer de front.

La porte restera ouverte nuit et jour pendant l'été, et l'entrée de l'écurie sera fermée par un lattis.

Les fenêtres doivent être percées à une certaine hauteur, afin que l'air ne tombe pas directement sur le corps des animaux. Leur nombre doit être suffisant pour que l'écurie soit bien claire.

On les placera, autant que possible, en regard les unes des autres. Ces fenêtres sont ordinairement à châssis.

Une excellente disposition est celle qui consiste à garnir les ouvertures de toile métallique à mailles serrées ; la toile métallique tamise l'air, en empêche l'entrée trop rapide ou trop brusque, et permet la sortie de l'air vicié.

L'aération de l'écurie est une chose indispensable. Un cheval respire et vicie autant d'air que trois hommes. A la corruption de l'air provenant de ce chef, il faut ajouter celle que causent l'humidité provenant de la transpiration, l'odeur des déjections, du fumier. *On a évalué qu'il fallait que l'aération d'une écurie soit telle que chaque cheval ait 30 mètres cubes d'air par heure.*

Si les dimensions de l'écurie sont trop petites pour que les animaux qui l'habitent aient assez d'air, il faut alors disposer en nombre suffisant des conduits de bois ou de zinc qui, partant de l'intérieur, aboutissent en dehors. Ces conduits se nomment des *ventilateurs*.

Ils laissent se dégager l'air chaud et vicié, et en pénétrer de pur et de frais. Ils ne seront pas placés, comme cela se voit, près du sol ou à la partie moyenne de l'écurie, mais bien en haut, au niveau du plafond, parce que l'air chaud étant plus léger, gagne les parties supérieures du local.

Ils dépasseront la toiture de 40 à 50 centimètres, et seront garnis d'un chapeau pour empêcher les effets de la pluie et du vent.

L'orifice intérieur doit avoir un diamètre double de l'orifice extérieur. Les ventilateurs peuvent être garnis de soupapes, mais celles-ci peuvent être remplacées par un bouchon de paille que l'on peut disposer ou enlever à volonté.

Les ventilateurs sont placés non pas près des portes et des fenêtres, mais espacés convenablement.

Le principe qui doit guider pour le nombre des ventilateurs à disposer est celui-ci : pour un local dont la longueur dépasse deux fois la hauteur, placer autant de ventilateurs que le comporte un espacement égal au double de cette hauteur. — Soit une étable de 2 mètres de hauteur, il faudra un ventilateur si elle a moins de 4 mètres de longueur ; 2 pour une longueur de 4 à 8 mètres ; 3 pour une longueur de 8 à 12 mètres.

Une très mauvaise pratique consiste à boucher, en hiver, toutes les ouvertures avec de la paille, pour conserver la chaleur de l'écurie. Les animaux ont plus chaud, mais ils respirent un mauvais air, ce qui est bien plus dangereux que le froid.

IV. — Les conditions de propreté

L'écurie aura beau être construite suivant les principes que je viens d'indiquer ; il y a encore une importante condition à remplir pour que les animaux se portent bien : *il faut que l'écurie soit tenue avec la plus grande propreté.*

Les litières seront donc enlevées au moins une fois par semaine, autrement elles pourrissent et dégagent une odeur forte qui irrite la gorge et les yeux, et fait enfler les pieds des animaux. Ici, l'hygiène est d'accord avec l'intérêt : car le fumier qui pourrit perd une partie de sa valeur fertilisante.

V. — Hangars et granges.

Il n'y a rien à dire en particulier pour ce qui concerne les hangars.

Quant aux granges, je rappellerai ce que j'ai dit déjà, à savoir qu'elles sont souvent mal aérées. Il en résulte plusieurs inconvénients : La fermentation de fourrages nouvellement entassés et incomplètement secs, y accumule un gaz qu'on nomme acide carbonique, lequel est impropre à la respiration. Or, comme les paysans ont l'habitude de se reposer dans les granges, d'y faire une méridienne le jour, dans certains cas, d'y dormir la nuit, il en résulte des accidents dûs à la présence de ce gaz, dont les effets ne sont que trop connus.

Cette fermentation dégage aussi une chaleur

suffisante pour qu'il éclate des incendies, qu'on a le tort d'attribuer à la malveillance, alors que quelques précautions auraient évité un sinistre.

VI. — **Caves**

L'asphyxie se produit fréquemment aussi dans les caves et dans les cuves, au moment de la fermentation du vin. — Dans ces conditions, on ne doit y entrer qu'en tenant une bougie allumée. Si la bougie s'éteint, ou paraît seulement brûler avec difficulté, il n'est que temps de prendre la fuite. — Il faut ouvrir les soupiraux, aérer, jeter de l'ammoniaque, tirer quelques coups de fusil. — Ce dernier moyen est surtout à conseiller, d'après le docteur Menudier, de Saintes, quand il s'agit de nettoyer des foudres vides, et que l'on a constaté qu'une bougie allumée, qu'on y a introduite, s'est éteinte.

VII. — **La cour**

Ce n'est ordinairement pas par la propreté que brillent les cours des fermes même bien tenues. C'est là que l'on jette les immondices de toute nature, les balayures, les débris du logis ; c'est là encore, qu'en l'absence de latrines, chacun dépose ses ordures, le plus souvent, autour de la maison.

Tout cela, joint à de la paille, des feuilles sèches, des épluchures, pourrit et se décompose sous l'action des eaux ménagères et des eaux de pluies, qui stagnent en des excavations du terrain. — Il se produit ainsi des mares remplies d'eau verdâtre et infecte, de vrais cloaques, qui souillent le sol et vicient l'air.

Les alentours de la maison doivent être propres, et c'est une incurie considérable que de ne pas disposer le terrain légèrement en pente, pour que les eaux s'écoulent.

Il est bon aussi de recouvrir le terrain de sable ou de gravier, de manière à éviter cette boue, où pataugent les hommes et le bétail.

La cour est aussi le lieu où l'on dépose le fumier, l'ornement de la ferme, mais aussi sa source d'infection.

Ici, l'hygiène doit céder le pas à l'économie rurale. Le paysan a besoin de soigner son fumier; c'est une nécessité de premier ordre! Il faut donc que le dépôt des fumiers ait lieu dans la cour.

Mais du moins, qu'on ne le dispose pas trop près de la maison; dans certaines habitations, l'on est obligé de passer sur le fumier pour entrer au logis; on le dépose jusque sous les fenêtres; or, les émanations du fumier sont malsaines.

Il faut avant tout :

1° Que les dépôts de fumier ne soient pas trop rapprochés de l'habitation,

2° Ni du puits servant à donner l'eau d'alimentation. — Les infiltrations de purin, ou d'eau de pluie ayant lavé le fumier, se produisent toujours ; et alors, la fièvre typhoïde ne manque pas de faire son apparition.

Comment agencer les formes de fumier de manière que l'hygiène et l'économie rurale y trouvent chacune leur compte ?

Il faut choisir un emplacement assez rapproché des écuries, l'exhausser légèrement en dos d'âne, y disposer une aire en terre battue ou en terre glaise, et paver de cailloux ou faire un fond de béton.

Cette disposition permet l'écoulement facile des liquides, et empêche le sol de se saturer.

Tout autour, une rigole, que l'on curera fréquemment, conduit les eaux de fumier à une mare ou à une citerne. De cette manière, l'on ne perdra pas les liquides précieux comme engrais.

Le fumier devra, autant que possible, être abrité par un arbre ou une toiture légère en carton bitumé.

De cette manière, la forme ne sera pas lavée par l'eau de pluie, lavage qui l'appauvrit, ni exposée aux rayons ardents du soleil, qui dessèchent le fumier, empêchent la désagrégation des parties constituantes par voie de décomposition, évaporent ses parties volatiles (ammoniaque) qui ont de grandes qualités fertilisantes.

Si cette installation ne pouvait être faite, il faudrait recouvrir le fumier de mottes de gazon, lesquelles absorbent les gaz et deviennent à leur tour un excellent engrais.

3° *L'absence de latrines*. — L'absence de latrines est une cause d'insalubrité ; chacun va faire ses besoins dans la cour, au hasard ou suivant ses convenances. Il en résulte des odeurs malsaines. De plus, les matières provenant de malades qui ont le choléra ou la fièvre typhoïde, répandent les germes de ces maladies. Les matières provenant des personnes atteintes de ces maladies doivent ne jamais être versées dans la cour ni sur le fumier, mais toujours enfouies à une certaine profondeur.

Au point de vue économique, on perd un engrais précieux. On ne sait pas à la campagne qu'un homme produit de quoi faire pousser le blé qui le nourrit. Le fumier humain est le plus riche, le plus actif, le moins cher, et le plus négligé.

La construction de latrines n'est pas une dépense. On peut créer de petits abris en planches avec toiture en chaume, bruyère ou carton bitumé. sablé à l'intérieur où se trouve déposé un baquet ou un seau sur lequel on place une planche percée d'un trou suffisant. Un couvercle servira à fermer.

Tous les jours on mettra sur les matières du sable ou du plâtre.

A mesure des besoins, le contenu du baquet sera mélangé avec le fumier ou conduit dans les champs.

Les lieux à la turque sont encore très pratiques, à condition que la vidange soit facile, ce que l'on obtient en les établissant sur un fossé.

4° Les *mares* remplies d'eaux boueuses, où croupissent tous les liquides qui, viennent de la ferme, sont un nouveau marécage, qui, en été, donne à la cour une insalubrité incontestable. Il s'en exhale des émanations capables de produire les fièvres les plus graves.

Ces mares, nécessaires pour abreuver et baigner le bétail et pour certains usages domestiques, doivent être éloignées des fumiers et du logis, et curées au moins tous les ans. Il sera bon d'y acclimater des poissons qui purifient l'eau. En tout cas, on ne doit jamais employer l'eau des mares pour l'alimentation de l'homme, ni pour préparer du cidre, du poiré, du cormé ou du mi-vin. — On ne doit même pas y laver les légumes.

5° Enfin, très souvent le cadavre d'un chien, d'un chat ou d'un autre animal est purement et simplement jeté dans la cour ou sur le fumier. —

Cette conduite peut avoir, en été surtout, de graves conséquences. — Le cadavre d'aucun animal ne doit être abandonné dans la cour ou même dans les champs, mais il doit toujours être enfoui. L'oubli de cette précaution expose aux dangers du charbon, à la suite de piqûres de mouches qui qui se reposent sur les cadavres en putréfaction.

D'autre part, il se dégage du cadavre d'animaux en putréfaction des miasmes qui peuvent être la cause du développement de certaines maladies.

CHAPITRE VIII

MALADIES DES ANIMAUX POUVANT SE TRANSMETTRE A L'HOMME

Il n'entre pas, et il ne peut entrer dans le cadre de ce travail de parler de toutes les maladies dont sont atteints les animaux domestiques ; je tiens cependant à dire quelques mots des principales maladies pouvant se transmettre du bétail à l'homme.

Poux

Tout le monde sait que les poux des animaux vivent parfaitement sur l'homme ; il en est de même d'une autre espèce d'insectes qu'on nomme ricins.

Ricins

Les *ricins* ou *tiques* se cramponnent fortement à la peau des bestiaux et des oiseaux et passent à l'homme avec une grande facilité. Il est aisé de s'en débarrasser en peu de temps.

Gale

Un certain nombre d'animaux sont sujets à la *gale* ; la gale de la poule passe de celle-ci au cheval et du cheval à l'homme. Une fois installée chez l'homme, elle se gagne par le simple contact, ou par l'usage des vêtements ayant appartenu à un galeux. La gale est produite par un insecte, ressemblant à une petite araignée, qui dort le jour, et travaille activement la nuit, pour creuser des sillons dans la peau, afin d'y déposer ses œufs. C'est pour cette raison que les démangeaisons nocturnes sont si intenses.

La peau des galeux est le siège d'une éruption qu'on rencontre surtout aux poignets, dans les intervalles des doigts, au pli du coude et sur le ventre. Le visage n'est jamais atteint.

On se figure, à la campagne, que la gale provient du « mauvais sang » et qu'il est dangereux de la guérir, c'est une erreur. Elle est constituée par un parasite qu'il s'agit de tuer au plus vite. Un traitement peu coûteux et très commode à suivre à la campagne, consiste en un nettoyage de tout le corps avec du savon noir, nettoyage qui doit durer trente minutes ; on fait ensuite une onction avec de l'huile de pétrole, et on met du linge propre.

Teignes

Certaines *teignes* passent aussi des chevaux et des animaux de l'espèce bovine à l'homme.

Ver solitaire

Le porc ladre transmet à l'homme le *ver solitaire*. L'usage de la viande crue de bœuf peut amener la même maladie.

Le *ver solitaire* est un animal aplati, étroit, formant une espèce de ruban blanchâtre, long de 3 à 15 mètres.

Ceux qui en sont atteints rejettent avec leurs excréments des fragments de ruban, ou des matières qui ressemblent à des graines de citrouilles.

Trichine

La *trichine* donne à l'homme une maladie autrement grave, parce que la *trichinose* est habituellement mortelle.

Ce sont surtout en Allemagne que les porcs sont atteints de *trichine*. Il faut donc éviter d'acheter de la viande de porc venant de cette contrée.

Fièvre aphteuse

La *cocotte* ou fièvre *aphteuse* se transmet des animaux à l'homme, soit directement, soit par l'usage du lait de l'animal atteint.

Elle se traduit par de petits ulcères que l'on trouve sur la langue, les lèvres et la bouche.

Morve

Une terrible maladie qui se transmet du cheval à l'homme, c'est la *morve*. Elle amène constamment la mort.

La morve se reconnaît chez le cheval par des écoulements jaunâtres des naseaux, qu'on nomme *jettage*, par des éruptions qui paraissent sur la peau, par des grosseurs gangréneuses qui se forment sur divers points de la surface du corps.

Cette redoutable maladie se transmet généralement à l'homme, quand le jettage touche la figure, les lèvres, les yeux, ou une plaie à la peau, quand on boit dans le seau d'un cheval morveux, qu'on mange de sa chair, ou qu'on travaille ses crins après sa mort.

Toute personne qui possède ou détient un cheval, âne ou mulet atteint ou soupçonné de la morve, doit, sous peine d'une amende considérable, faire une déclaration à la mairie.

L'autorité fait alors visiter l'animal, et suivant les cas, le fait abattre ou isoler, fait inhumer le cadavre à une profondeur déterminée, ordonne enfin la désinfection de l'écurie, et s'il y a lieu la destruction des harnais.

Charbon (Sang de rate des moutons, peste des bœufs, mal de montagne).

Un des fléaux les plus redoutés à la campagne, c'est la maladie charbonneuse, qui, dans certaines contrées, fait périr des troupeaux entiers de moutons, et de bœufs. Les chevaux en sont atteints aussi, ainsi que les chiens et la volaille.

La maladie charbonneuse qu'on nomme aussi peste des bœufs, sang de rate des moutons, mal de montagne en Auvergne, est très connue dans la Brie, la Beauce, la Sologne, le Dauphiné, la Bourgogne, l'Auvergne.

Tout animal atteint du charbon présente une fièvre très forte, des frissons, des sueurs froides, un abattement complet. — Au bout de quelques heures, l'animal meurt après quelques convulsions; d'autres fois, il tombe foudroyé au milieu de son travail.

Si la maladie a une durée plus longue, il se forme des grosseurs sur la peau, grosseurs qui se multiplient, se gonflent, noircissent et crèvent en donnant issue à des produits gangréneux et fétides.

Cette terrible maladie se transmet à l'homme : par contagion, quand on dépèce les bêtes malades, qu'on presse leur peau ou leur laine, ou par inoculation, c'est-à-dire, quand on est piqué à un point quelconque du corps par une mouche qui s'est posée sur le cadavre d'un animal mort du charbon.

Ce dernier mode de transmission est de beaucoup le plus fréquent.

D'après la description que donne Rengade, dans son ouvrage populaire, *les grands maux et les grands remèdes*, de la maladie charbonneuse chez l'homme, — le charbon ne présente pas les mêmes caractères que chez les animaux, et il mérite bien plutôt les noms qu'on lui a donnés, d'*anthrax malin* ou de *pustule maligne*.

Une simple démangeaison, précédée parfois d'une fièvre légère, se manifeste d'abord à l'endroit où a été déposé le poison charbonneux ; puis apparaît bientôt dans la même région, une *tache rougeâtre assez semblable à une piqûre de puce, et dont le sommet se couvre d'une vésicule, que les malades déchirent ordinairement avec leurs doigts*. On aperçoit alors au même point, une surface d'un noir de charbon, qui s'élargit peu à peu, et s'entoure d'une auréole inflammatoire, sur laquelle se forme un anneau de vésicules nouvelles.

La pustule maligne, que l'on pourrait comparer

ainsi au chaton d'une bague entourée de petites perles, est alors en pleine évolution.

La maladie fait des progrès rapides, et bientôt le malade périt dans l'épuisement.

Quelquefois, au lieu de la pustule maligne, il y a du gonflement des paupières, du cou, des aisselles, qui rappelle l'érysipèle.

On ne saurait trop s'exposer à l'extension d'un semblable fléau. Les vaccinations anti-charbonneuses dont l'idée première appartient à un homme de génie, M. Pasteur, ont rendu des services immenses; dans certaines contrées, autrefois désolées par la terrible maladie, le charbon a disparu.

Quand une bête est morte du charbon, elle doit être profondément enfouie en terre, sans qu'on la dépouille de sa peau, sans qu'on conserve un seul morceau de sa chair. L'écurie sera ensuite désinfectée.

Pour l'homme piqué par une mouche charbonneuse, il n'y a qu'un moyen d'enrayer le mal, mais ce moyen réussit toujours : il faut se faire cautériser énergiquement, soit avec la potasse, le sublimé, l'acide phénique, ou surtout le fer rouge.

La rage

La rage est une maladie qui se développe spontanément chez certains animaux tels que le chien et le chat. Le meilleur préservatif de la rage est, dit M. Bouley, de bien en connaître les signes chez le chien, qui est à coup sûr le plus actif propagateur de cette maladie dont le nom seul fait frémir.

J'emprunte à ce savant quelques-unes de ses conclusions qu'il est important de vulgariser.

La rage du chien ne se caractérise que par des accès de fureur dans les premiers jours de sa manifestation, au contraire, c'est tout d'abord une maladie d'apparence bénigne ; mais dès ses débuts, la rage peut s'inoculer ; le chien est alors plus dangereux par les caresses de sa langue qu'il ne peut l'être par ses morsures, car il n'a aucune tendance à mordre.

Au début de la rage, le chien change d'humeur, il devient triste, sombre, taciturne, recherche la solitude, et se retire dans les coins les plus obscurs ; mais il ne peut rester longtemps en place, il est inquiet et agité, va et vient, se couche et se relève, flaire, cherche, gratte avec ses pattes de devant. Ses mouvements, ses attitudes semblent indiquer que par moment il voit des fantômes, car il mord dans l'air, s'élance et hurle comme s'il s'attaquait à des ennemis réels.

Le regard est changé ; il exprime une tristesse sombre et quelque chose de farouche. Mais dans cet état, le chien n'est pas agressif pour l'homme ; il continue à obéir à son maître, dont il reconnaît la voix ; il donne même quelques signes de gaieté qui ramènent un instant sur sa physionomie l'expression habituelle.

Au lieu de tendances agressives, ce sont souvent les tendances contraires qui se manifestent dans la première période de la rage ; il est avide de caresser, avec sa langue, les mains et le visage de ses maîtres ; du reste, il respecte ordinairement ces derniers, même quand ses instincts féroces ont commencé à se manifester, et qu'il s'y abandonne.

Le chien enragé fuit souvent le toit domestique au moment où il commence à être dominé par les instincts féroces ; il parcourt la campagne, mordant sur son passage tous les êtres vivants qu'il rencontre, mais choisissant de préférence son semblable pour assouvir sa fureur.

Plus tard, quand le chien enragé est épuisé par ses fureurs et ses luttes, il marche devant lui, la queue pendante, la tête inclinée vers le sol, les yeux égarés, la gueule béante, d'où s'échappe une langue bleuâtre et souillée de poussière.

Quelle conduite doit-on tenir en présence d'une morsure d'un chien enragé ou simplement suspect ?

D'abord, il faut comprimer le membre mordu, au-dessus de la plaie, au moyen d'un lien bien serré, pour empêcher le poison de pénétrer plus avant; il faut ensuite laver la plaie avec un liquide quelconque, ne fût-ce que de l'urine, et avec les doigts, tâcher de faire saigner la plaie. Ces moyens doivent être employés en attendant que l'on puisse détruire les parties blessées par l'application d'un fer chauffé à blanc, avec lequel on doit brûler hardiment, sans se soucier d'aller un peu trop loin. La vie en dépend! Une plaie ainsi cautérisée n'est, le plus souvent, suivie d'aucun accident.

Grâce à la magnifique découverte de M. Pasteur, qui a fait pour la rage ce qu'il a fait pour le charbon, la rage n'est plus une maladie incurable; le malheureux mordu par un chien enragé n'est plus un condamné à mort qui attend son heure dans des transes épouvantables; il peut être sauvé!

Tuberculose

Une maladie de la vache, la pommelière ou phtisie, se transmet aussi à l'homme, et rend ce dernier poitrinaire, par l'usage du lait qu'on a négligé de faire bouillir, ou de la viande qu'on n'a pas fait cuire suffisamment. La chaleur détruit les germes de cette redoutable maladie. — *A moins donc d'être absolument sûr de la santé d'un animal, on ne doit boire son lait qu'après l'avoir fait bouillir, et ne manger sa viande que suffisamment cuite.*

Vaccin

Je viens de passer une série de maladies, dont quelques-unes mortelles, que les animaux domestiques sont susceptibles de transmettre à l'homme. Je vais en citer une qu'on rencontre chez la vache, et dont le transport à l'homme est au contraire un bienfait. Je veux parler de la *vaccine*, qui naît spontanément sur les trayons des vaches, et qui, inoculée à l'homme, le préserve de la *variole ou petite vérole*, ou tout au moins en atténue les dangers. Grâce à l'admirable découverte faite par l'anglais Jenner en 1796, la variole n'est plus la maladie meurtrière qui faisait encore au siècle dernier des ravages épouvantables. — Aussi doit-on vacciner les enfants à partir de l'âge de trois mois, et pour plus de sécurité renouveler tous les huit ou dix ans cette petite opération très simple, très facile et peu douloureuse.

Il y a encore, à la campagne, certaines préventions contre la vaccination. Il importe qu'elles disparaissent, que l'on sache qu'en Allemagne où la vaccination et la revaccination sont obligatoires, personne ne meurt plus de la variole, alors qu'en France elle est encore un fléau.

Désinfection des écuries

Lorsqu'un animal a été atteint ou est mort d'une maladie contagieuse, on doit désinfecter l'étable ou l'écurie. On commence par en faire sortir tous les autres animaux; on ferme ensuite toutes les ouvertures, et on fait brûler du soufre sur un réchaud, ou mieux de la fleur de soufre imbibée d'alcool. Vingt grammes de soufre par mètre cube suffisent pour désinfecter de la manière la plus complète. Cette opération terminée, c'est-à-dire douze heures après, on aère de nouveau l'habitation, et on blanchit au lait de chaux, les murs, plafonds, etc. Après ces diverses pratiques, les animaux peuvent être conduits à leur place.

La loi du 21 juillet 1881 fixe les dispositions qui doivent être prises en cas de maladies contagieuses.

CHAPITRE IX

MALADIES TRANSMISSIBLES DE L'HOMME A L'HOMME

Il existe, tout le monde le sait, un assez grand nombre de maladies qui se transmettent de l'homme à l'homme.

L'énumération en serait inutile, d'autant plus qu'à la campagne chacun connaît les principales.

Personne n'ignore, en effet, que la rougeole, la scarlatine, la variole, certaines maladies de la la peau, la fièvre typhoïde, le choléra, sont des maladies contagieuses.

Mais il en est d'autres qui le sont au moins au même degré, et dont on n'est bien loin souvent de redouter la transmission. Peu de gens, par exemple, savent que le poitrinaire peut communiquer à une personne saine l'horrible maladie dont il meurt ; il en est de même pour l'angine couenneuse, la coqueluche, certaines fluxions de poitrine, la dysenterie, les oreillons, l'érysipèle et enfin la grippe, qui, sous le nom d'influenza, a fait de si terribles ravages depuis quelques années.

Sans entrer dans des détails circonstanciés sur les maladies qui se transmettent ou non, je me contenterai de dire, qu'en attendant l'avis formel du médecin, il y a lieu de tenir pour suspectes toutes les maladies où il existe :

Du blanc dans la gorge ;

De la diarrhée ;

Une toux persistante ;

Où des manifestations à la peau.

La préoccupation de se mettre à l'abri de la contagion, doit avoir pour résultat, non pas de négliger les malades ou de les fuir comme des pestiférés, mais d'adopter certaines précautions.

D'abord, toute étoffe (linges, vêtements, draps de lit) en contact avec le malade ou souillée de crachats ou de déjections ne devra pas être confondue avec le linge des personnes bien portantes. — On devra toujours faire tremper ces objets dans l'eau bouillante, où dans un seau rempli d'eau dans laquelle on aura fait dissoudre du vitriol bleu (sulfate de cuivre) en quantité suffisante pour que le liquide soit teinté en bleu.

On aérera l'appartement, mais on évitera de soulever la poussière en balayant. On se contentera de passer un linge mouillé sur les objets, les meubles, le plancher.

Après la guérison ou la mort du malade, la

chambre et la literie seront désinfectées, par le procédé qui a été indiqué à propos de la désinfection des écuries, (brûler 20 à 25 grammes de souffre par mètre cube).

Quand l'on va voir un malade atteint d'une maladie contagieuse, il est bon de ne se présenter que quand la chambre aura été aérée. Il faut n'être ni à jeun, ni en transpiration, ni soi-même indisposé.

Quand on a été en contact avec une personne atteinte de maladie contagieuse, il faut, aussitôt rentré, se laver la figure et les mains, et changer d'habits, de peur de transporter avec soi des germes d'une affection qu'on pourrait communiquer à d'autres personnes.

Lorsqu'il règne une épidémie, il faut éviter la fatigue, les excès de travail, les veilles, les refroidissements. Il faut être d'une propreté minutieuse boire de l'eau que l'on aura fait préalablement bouillir, ne rien changer à son régime ; on se figure généralement qu'un des meilleurs moyens de se préserver, consiste à boire beaucoup d'eau-de-vie. — C'est une erreur complète et une pratique des plus dommageables.

Une des maladies les plus contagieuses et les plus terribles qui existent c'est la variole. La vaccination et la revaccination obligatoires débarrassent de ce fléau.

Enfin, il faut conserver le calme et le sang-froid. Ceux qui ont peur sont généralement les premiers atteints, car rien ne prédispose à contracter la maladie comme la frayeur, qui enlève toute vigueur, toute énergie, toute force de résistance, et qui rend l'esprit accessible aux préjugés les plus stupides et les plus dangereux.

CHAPITRE X

LA PEAU. — LES VETEMENTS

La peau qui recouvre la surface entière du corps a une importance telle qu'on peut dire que bien des *maladies seraient évitées rien que par la propreté*. Or, c'est aux soins de propreté que l'on attache pas à la campagne toute l'attention désirable, alors que le paysan a besoin de soins corporels constants et multiples, puisque, plus que tout autre, et par son travail même, il a des occasions de se salir.

Les gens malpropres sont inexcusables; il y a de l'eau partout, et elle ne coûte rien. Il faut donc en user largement et se laver non tous les dimanches et jours de fêtes, mais tous les jours, non seulement la figure, le cou, les mains et les bras, mais encore les aisselles, les pieds, etc. Une excellente habitude, très saine, consiste à toujours se laver les mains avant de manger.

Hiver comme été, on emploiera l'eau froide; cette habitude fortifie le corps contre les intempéries.

Outre les lavages quotidiens, il est nécessaire de prendre de temps en temps des *bains*, bains de rivière en été, bains tièdes en hiver.

Je n'ignore pas que ce conseil étonnera beaucoup de gens, c'est pourquoi j'insiste sur cette nécessité.

Les *bains de rivière* ou *bains froids* ont, sur la santé, des effets excellents ; mais un certain nombre de précautions devront être observées.

D'abord, après un repas ordinaire, il sera toujours prudent d'attendre trois ou quatre heures avant d'entrer dans l'eau. Beaucoup d'accidents signalés chaque année, proviennent de l'oubli de cette précaution.

Un exercice modéré avant le bain chauffe légèrement le corps et le rend plus apte à supporter l'impression de l'eau froide ; cependant *il ne faut pas entrer dans le bain, le corps étant en sueur.*

Il faut se jeter dans l'eau d'un seul coup et ne pas pénétrer en tâtonnant ; une brusque sensation de froid vaut mieux qu'une série de sensations limitées.

Pendant le séjour dans l'eau, il est bon de nager ou de se donner du mouvement.

En règle générale, la durée du bain froid doit être courte et ne pas dépasser quelques minutes. Au premier frisson, il faut sortir de l'eau, s'essuyer minutieusement, mais rapidement s'habiller, puis marcher rapidement pour rétablir la chaleur.

En hiver, l'on doit prendre des *bains tièdes* dans des baignoires, ou si l'on n'en a pas, dans un cuvier ou un tonneau défoncé, contenant de l'eau chauffée à 20 ou 25 degrés.

Leur durée ne doit pas dépasser 35 à 40 minutes. On doit sortir quand la peau des doigts commence à se froncer.

La peau, par sa situation même est sujette à une foule d'offenses; *il est bon de savoir quelle conduite on devra tenir en présence d'accidents de peu de gravité.*

Toute piqûre, toute coupure, toute plaie, devra être immédiatement lavée avec un peu d'eau à laquelle on ajoutera un peu d'eau-de-vie, puis mise à l'abri du contact de l'air au moyen de linge. L'air, en effet, est nuisible aux plaies. Il les irrite et les rend douloureuses; ensuite l'air contient une foule d'impuretés invisibles dont l'action est susceptibles d'amener les complications les plus sérieuses. De même tout linge, tout chiffon que l'on jugera à propos d'appliquer sur une plaie devra être absolument propre. Le linge surtout, qui aura servi à différents usages sera blanc de lessive; il ne devra avoir été ni empesé, ni bleui, ni lavé à l'eau de chaux ou à l'eau de Javel.

Les piqûres produites par les rougets sont guéries facilement avec un peu d'huile.

Avant de terminer ces considérations sur la peau, je tiens à lutter contre un préjugé très répandu, qui consiste à croire que certaines sueurs exagérées répandant une mauvaise odeur, celle des pieds, par exemple, ne doivent pas être supprimées. C'est une erreur grossière ; des soins de propreté, des lavages fréquents à l'eau froide débarrasseront rapidement de cette infirmité répugnante.

Des vêtements

L'étude des vêtements comprend la *coiffure*, la *chaussure*, les *vêtements proprement dits*.

Les diverses coiffures que portent les paysans sont les chapeaux, les casquettes et les bonnets.

Les chapeaux sont d'un excellent usage, non pas le chapeau haute forme, que l'on ne porte que dans les grandes occasions, mais les chapeaux de feutre, surtout de feutre mou. Ils doivent être munis d'une ouverture placée sur le haut ou sur les côtés, de manière que l'air circule librement entre la tête et le chapeau.

Le chapeau de paille est indispensable pour l'été ; par les grandes chaleurs, il est bon de le doubler avec une coiffe blanche, ou de mettre un mouchoir sur la tête et le chapeau de paille par dessus.

La casquette ne préserve ni le cou, ni les yeux,

ni le visage ; c'est une coiffure mauvaise en été, admissible tout au plus en hiver.

Le bonnet de coton ou de laine, sert pour la maison et pour la nuit. Cependant il vaut mieux contracter l'habitude de dormir la tête nue, et de mettre ni bonnet, ni foulard.

Pour ce qui concerne les femmes, elles se contenteront de natter leurs cheveux, et se dispenseront de porter un bonnet dont les brides serrent le cou.

L'habitude de se natter est excellente, parce qu'elle dispense pendant la nuit de l'emploi des épingles à cheveux, qui fatiguent la chevelure.

Quant à la coiffure du jour, tout est mode et fantaisie ; et le plus souvent l'hygiène est loin d'y trouver son compte. — Généralement, toutes les coiffures de femmes sont trop lourdes, serrent la tête, où la tiennent trop chaude.

Les *chaussures* usitées à la campagne sont le sabot, le soulier, la botte, les guêtres, qui toutes sont d'un emploi excellent. Mais la plupart des cultivateurs, même aisés, ne portent ni bas ni chaussettes. Cependant ces objets sont d'un excellent usage ; ils protègent contre le froid en hiver, et en été, il empêche l'échauffement du pied, par le contact avec le cuir imprégné de transpiration. L'emploi des chaussettes de coton est préférable l'été et celui de chaussettes de laine l'hiver.

L'habitude que l'on rencontre encore de marcher nu-pieds peut n'avoir aucun inconvénient sur une route ou sur du gazon ; mais elle expose à bien des accidents, des blessures, des coupures, etc.

Parmi les *vêtements proprement dits*, plusieurs méritent une attention spéciale.

D'abord la chemise. La meilleure et la plus saine est celle de laine qui absorbe bien la transpiration et empêche la chaleur du corps de se perdre. On ne saurait trop en conseiller l'usage pour l'hiver aussi bien que pour l'été.

La chemise de coton est moins bonne ; mais elle vaut mieux cependant que la chemise de toile grossière, qui irrite la peau, et qui, rude et épaisse, pompe mal la sueur.

Quelque soit l'étoffe dont la chemise est faite, il faut en changer deux fois par semaine, et faire usage d'une chemise de nuit.

Le tricot de laine porté par dessus la chemise est fort à recommander. — Il faut le quitter au moment du travail, et le reprendre ensuite. Ce tricot devra être lavé de temps en temps.

Un vêtement très propre et très utile est le caleçon de toile ou de coton qui sépare la peau du pantalon, ordinairement d'étoffe grossière, de drap l'hiver, de toile l'été. — Le pantalon doit être supporté par des bretelles et non par des ceintures en corde ou en cuir qui ne sont pas à conseiller. Elles favorisent la formation des hernies et gênent la respiration.

L'emploi des ceintures de flanelle comme on les porte dans les régiments d'Afrique et dans le Midi, est plus recommandables.

Ces ceintures qui font plusieurs fois le tour du ventre tiennent le corps chaud et soutiennent solidement.

L'usage des faux-cols, droits et empesés tend à s'implanter à la campagne ; c'est à tort. Le faux-col sert le cou et le tient raide. Il est difficile de travailler dans ces conditions.

Les cols des vêtements doivent être larges et laisser le cou libre.

Quand aux cache-nez ou aux grosses cravates de laine, je les rejette absolument ; destinés à préserver des rhumes, ils en sont au contraire la cause la plus fréquente et la plus ordinaire. — C'est une mauvaise habitude à contracter.

La blouse est un excellent, aussi bien comme vêtement unique l'été, que pour mettre par dessus les autres habits l'hiver. — La blouse remplace parfaitement dans ce cas le caoutchouc, commode, il est vrai, mais ayant l'inconvénient grave d'empêcher la transpiration du corps de s'échapper.

Les manteaux en peau de bique, très usités à la campagne, préservent bien du froid et de l'humidité ; mais ils seraient bien meilleurs, plus chauds et plus confortables, si le poil était à l'intérieur.

Pour ce qui concerne le costume des femmes, je me bornerai aux recommandations suivantes :

1° Autant que possible se passer de corsets, ou les porter le moins serrés possible. Tout le monde comprendra combien est nuisible à la santé d'avoir le corps serré, pris dans une véritable armure qui comprime la poitrine et le ventre, et gêne la respiration.

2° Ne pas accumuler les unes sur les autres, des jupes au nombre de cinq ou six, qui surchargent les hanches, et qui finissent par abaisser le ventre.

3° Porter des pantalons de flanelle ou de tricot l'hiver ; de toile ou de coton l'été.

4° Éviter de serrer les bas avec des ficelles ou des lacets qui compriment les jambes, arrêtent la circulation du sang et développent des varices.

Il faut employer les jarretières en tricot ou en laine, et les placer au-dessus du genou, ou ce qui vaudrait mieux encore, avoir de grands bas, montant jusqu'à mi-cuisse, qu'on attacherait, comme ceux des enfants, avec des rubans fixés à la taille. — Cette pratique dispenserait des pantalons.

CHAPITRE XI

LES CHEVEUX. — LA BARBE

Les *cheveux* sont pour l'homme une sorte de vêtement protecteur de la tête, et un ornement.

Il se produit constamment sur la peau de la tête, de petites écailles qu'on nomme *pellicules*; de plus, elle secrète une graisse de nature particulière; ces produits peuvent s'accumuler dans les cheveux et produire une irritation nuisible. — On doit, avec le peigne et la brosse, *favoriser le départ de ces poussières et de cette graisse*. Ces deux instruments suffisent, mais chacun doit posséder les siens en propre; et c'est une mauvaise pratique que celle qui consiste à avoir une brosse et un démêloir pour toute une famille. Il est inutile de laver les cheveux avec de l'eau chaude ou froide; de plus, il est mauvais de se mouiller les cheveux pour les fixer ou leur donner le pli désiré.

Les *cheveux doivent être portés ni trop longs ni trop courts*; coupés trop ras, ils ne protègent plus la tête ainsi que le veut la nature; maintenus trop longs, ils exigent des soins de propreté qui occasionnent de la perte de temps ; où si ces soins sont négligés, ils deviennent un abri pour la vermine. — Le juste milieu est donc à conseiller : *que les cheveux soient coupés plus ras et plus souvent en été qu'en hiver,* telle est la règle à suivre.

Quand les cheveux sont secs, arides, on pourra faire usage de *pommade*, mais sans en abuser et de temps à autre seulement. — La meilleure pommade que l'on puisse conseiller, se prépare en faisant fondre de la moëlle de bœuf que l'on passe au tamis et à laquelle on ajoute partie égale d'huile d'amandes douces.— On peut la parfumer si l'on veut.

Dans certaines contrées, on se figure qu'il est très bon et très sain d'avoir des poux, et qu'il est dangereux de s'en débarrasser. — Rien n'est plus faux. On doit toujours et le plus rapidement possible détruire les poux. La manière la plus expéditive consiste dans l'emploi de l'onguent gris.

Les cheveux sont le siège d'un certain nombre de maladies susceptibles de se communiquer, et qu'on nomme *teignes*. Chaque fois que l'on remarque des croûtes à la tête, et surtout des places où les cheveux tombent par plaques rondes, on pourra soupçonner la teigne. Cette maladie est extrêmement rebelle, et elle nécessite l'intervention du médecin.

On doit éviter avec grand soin que les coiffures, les objets de toilette (rasoir, peigne), appartenant à des teigneux ou à des personnes suspectes, servent à d'autres. — On a remarqué que les garçons étaient plus souvent atteints que les filles, parce qu'ils enlèvent volontiers leurs coiffures pendant leurs jeux, et peuvent prendre à tort la casquette du voisin, et en même temps sa maladie.

L'école est un des endroits où la teigne se propage le mieux ; aussi une surveillance minutieuse doit-elle y être exercée.

Pour ce qui concerne les femmes, le port de la coiffe ne doit pas les dispenser de soigner toute leur chevelure. Il est malpropre de ne soigner que la partie de la chevelure qui reste apparente, les bandeaux par exemple.

Pour ce qui concerne la *barbe*, il est assez indifférent, au point de vue de la santé de la porter ou non.

J'estime que le port de la barbe exigeant tous les matins un lavage très complet, il sera de l'intérêt même du paysan, de la porter très courte, coupée à la tondeuse, ou de se raser lui-même deux ou trois fois par semaine. Je dis se raser. Il y a en effet un très grand nombre de maladies de la peau, comme les dartres, qui proviennent de rien autre que de l'emploi de rasoirs malpropres ou ayant servi à raser quelqu'un dont la peau est le siège d'une de ces maladies. Rien n'est plus fréquent à la campagne que cet accident, que l'on peut éviter en se rasant soi-même, avec un rasoir qui ne servira à aucune autre personne.

CHAPITRE XII

LES DENTS

Certaines personnes se figurent que les dents ne servent qu'à orner la bouche. C'est une erreur. *Ce n'est pas pour le luxe que nous avons des dents, mais bien pour diviser, pour broyer les aliments que nous mangeons.*

Les personnes qui mangent très rapidement, qui avalent de gros morceaux sans les mâcher, finissent toujours par avoir des maladies de l'estomac.

L'estomac, en effet, qui est chargé de faire la digestion, a un travail beaucoup moins pénible à accomplir, si les aliments qui lui sont présentés sont réduits en fragments tout petits et convenablement imprégnés de salive.

Disons en passant, que la *salive joue aussi un grand rôle dans la digestion*.

Il en résulte qu'il ne faut pas dépenser inutilement ce liquide qui a son utilité, en crachant continuellement, ainsi que certaines personnes en ont la mauvaise habitude.

La maladie la plus fréquente des dents est la *carie* dont les premiers signes sont l'apparition d'un point noir ou jaune, il se produit une douleur vive quand on prend dans la bouche un aliment trop chaud ou trop froid.

Peu à peu cette tache augmente de dimensions, et il se produit une excavation en même temps qu'apparaissent de violentes douleurs nommées rages de dents.

La carie est causée par le contact des dents avec une salive renfermant des produits putréfiés. D'où découle la nécessité d'entretenir la bouche dans un état de propreté constant ; une pratique que l'on ne saurait trop recommander, consiste à se rincer la bouche chaque fois que l'on a mangé, et après chaque repas d'enlever avec une plume taillée, *et non avec la pointe d'un couteau* les parcelles d'aliments restées dans les dents.

Mais il ne faudra pas trop prolonger cette manœuvre qui finirait par agacer les dents.

Certaines substances aigres, le vinaigre, le citron, les groseilles, les fruits verts, les vins acides et le sucre, favorisent la carie des dents ; il n'en faut pas conclure que l'on doivent se passer de tout aliment sucré ou acide ; seulement après leur emploi, il sera bon de se rincer la bouche.

Une bonne précaution consiste à se laver les dents le matin à jeun, et même plusieurs fois par jour avec un peu d'eau fraîche, et à les brosser dans toutes les directions avec une brosse sur laquelle on pourra mettre de la craie en poudre *ou du savon.* Il faut, de bonne heure, habituer les enfants à se laver et à se brosser les dents.

Les aliments trop chauds ou trop froids, et surtout le passage trop brusque des uns aux autres produisent des fissures de l'émail et par conséquent la carie.

L'usage du tabac et surtout de la pipe de terre ont aussi sur les dents une influence des plus néfastes.

Enfin, il faut enlever avec une brosse les masses jaunâtres et pierreuses qui se déposent à la surface des dents et qu'on nomme tartre. — Cette concrétion irrite par sa présence les gencives qui finissent par se détacher des dents. Ces dernières n'étant alors plus soutenues s'ébranlent et tombent.

Dès qu'une dent commence à se carier et à faire souffrir, on a l'habitude à la campagne de la faire arracher. — C'est une grave erreur. — Une dent attaquée peut parfaitement guérir et être conservée pendant de longues années.

CHAPITRE XIII

LES YEUX

L'hygiène des yeux comprend un certain nombre de notions sur lesquelles il importe d'être fixé.

D'abord, une excellente pratique consiste à *se bassiner les yeux le matin avec de l'eau froide* et c'est une bonne habitude à prendre. L'emploi de l'eau tiède est préférable si les bords des paupières sont collés au réveil. Dans ce cas, il faut éviter d'arracher les petites croûtes qui se forment entre les cils. Il vaut mieux les enlever doucement avec une éponge imbibée d'eau tiède.

Les lampes, chandelles, bougies ne doivent pas être placées trop près des yeux ; *le voisinage des foyers lumineux fatigue toujours la vue.*

Il est mauvais aussi de fixer la lumière ou le feu du foyer. Cela éblouit et irrite l'œil; *quant à fixer le soleil, c'est plus dangereux encore*, et l'on peut devenir aveugle si l'on commet cette imprudence.

A propos de lunettes, quand on a besoin de ces

appareils destinés à renforcer la vision ou à en corriger les défauts, il est imprudent de s'adresser à un horloger ou à un marchand quelconque ; *il faut consulter le médecin*, qui, à l'aide de certains calculs, déterminera le numéro qu'il est nécessaire d'adopter.

De même, rien de plus dangereux que l'emploi de certaines pommades merveilleuses, ou d'eaux annoncées à grand renfort de réclame. Il faut les rejeter.

L'organe de la vue a une importance telle qu'il est prudent, chaque fois qu'on a mal aux yeux, de voir un médecin, ou mieux encore un oculiste.

La lumière du soleil, quand elle est trop vive, est nuisible à la vue ; il convient de toujours porter en été un chapeau de paille qui préserve les yeux.

Certains travaux agricoles ont une action fâcheuse sur les yeux : ainsi on voit assez souvent pendant la récolte, des barbes d'épis pénétrer dans l'œil. Cet accident peut avoir une très grande gravité.

Le *soufrage de la vigne*, le *chaulage*, fait avec de la chaux, ou de la chaux mêlée avec de l'arsenic, déterminent souvent des affections sérieuses de l'œil. — Les paysans qui se livrent à ces travaux doivent se laver les yeux fréquemment. — On a conseillé même et je suis de cet avis, d'employer des lunettes spéciales pour ce genre de travail.

Toutes les poussières qui peuvent entrer dans les yeux, peuvent aussi déterminer des maladies plus ou moins sérieuses. L'engrangement, le vannage, le battage, sont des opérations pendant lesquelles il est bon de veiller à ses yeux.

CHAPITRE XIV

L'OREILLE

L'hygiène de l'oreille ne présente rien de particulier pour ce qui concerne le campagnard. On peut cependant signaler un accident qui se présente assez souvent, surtout chez ceux qui ont l'habitude de faire la sieste, couchés par terre, c'est la pénétration dans l'oreille du dormeur d'un insecte, puceron, fourmi ou autre, qui, par sa présence, cause de vives douleurs.

Les *corps étrangers*, les débris de blés, de paille, d'avoine, pénètrent aussi dans l'oreille. Cet accident est fréquent chez les enfants, qui se font un jeu d'introduire dans les oreilles des petits cailloux, du verre, des bouts de crayon, des noyaux de cerise; des boulettes de papier, etc., etc.

L'extraction doit toujours être faite dans le plus bref délai possible : or, à cet égard, il importe d'être fixé. — Jamais, à moins qu'une extrémité du corps étranger ne déborde, *jamais* dis-je, *il ne faut tenter l'extraction avec des crochets ou d'autres instruments.*

Le seul moyen, le plus simple, et celui qui réussit toujours, c'est d'*injecter de l'eau tiède* dans l'oreille non pas avec une petite seringue, mais avec un clysopompe. L'injection doit être prolongée et au besoin, énergique. — Inutile de dire qu'on devra faire quitter les habits.

Un grand nombre de surdités provient *d'abcès, d'écoulement des oreilles*, maladies qu'à la campagne l'on considère comme salutaires, bien mieux, comme présentant du danger, si on venait à les guérir.

Beaucoup de surdités proviennent aussi de la malpropreté. On néglige de nettoyer l'oreille, de la débarrasser de la matière grasse et jaune qui s'y produit naturellement. Cette matière s'accumule, s'épaissit, durcit, et finit par former un véritable corps étranger.

C'est là un *préjugé funeste* contre lequel on ne saurait trop lutter.

Un autre préjugé, mais moins grave, consiste à croire que percer les oreilles pour y mettre des anneaux ou des pandeloques, suffit pour guérir les maladies des oreilles ou pour préserver de la surdité. — Ces ornements sont simple affaire de coquetterie, et n'ont aucune utilité. Leur application peut entraîner cependant des accidents, si l'aiguille avec laquelle on perce le lobule est malpropre. Il convient de la faire passer à la flamme d'une lampe à alcool ou d'une bougie, de la flamber, avant de l'employer.

La boucle d'oreille doit êtré en or ou en argent et non en un métal comme le cuivre, qui s'altère au contact des chairs, et peut les irriter.

L'abus du tabac occasionne aussi des troubles de l'ouïe, des bourdonnements d'oreilles, et quelquefois la surdité.

CHAPITRE XV

LES ACCIDENTS DE TRAVAIL

Un certain nombre de travaux agricoles sont dangereux par eux-mêmes et exposent aux accidents de la plus haute gravité.

L'emploi des *machines à vapeur*, *machines à battre et autres ne permet pas la plus petite inattention*, et tous les ans, les sinistres les plus graves sont signalés : membres broyés, fractures, blessures nécessitant des amputations.

On éviterait beaucoup de ces accidents, si l'on empêchait sévèrement d'approcher des machines les enfants ou les très jeunes gens, qui, par leur âge même, sont incapables d'une défiance incessante, et sont disposés à des excès de zèle, des mouvements précipités ou des bravades.

D'autres fois, on confie cette besogne qui nécessite tant de prudence à des gens à moitié ivres.

Enfin tous ceux qui s'approchent d'une machine doivent avoir un costume approprié : vêtements collants, pas de manches fendues, pas de parties flottantes.

Ces mesures peuvent limiter les accidents ; mais l'emploi des machines laisse toujours, quoi qu'on fasse, une grande part de risque.

L'*abattage des arbres* est dans le même cas ; il n'est pas toujours aisé de déterminer dans quelle direction aura lieu la chute d'un arbre, et de s'abriter à temps.

Le *chargement et le charriage des arbres* présentent aussi leurs chances mauvaises, ainsi que *l'élagage* et la cueillette des fruits, travaux qui obligent à grimper à une certaine hauteur, et s'appuyer quelquefois sur des branches trop faibles pour servir de point d'appui.

La foudre

Des accidents qui arrivent assez souvent, et qui donnent lieu aux plus terribles conséquences, ce sont ceux qu'occasionne *la foudre*, laquelle, d'après les statistiques, tombe beaucoup plus fréquemment à la campagne qu'à la ville.

Or, que font les paysans surpris par l'orage ? Généralement, ils vont s'abriter sous des arbres, *conduite des plus dangereuse*, *puisque la foudre frappe souvent les grands peupliers, les chênes, les arbres, et en général les objets élevés qui l'attirent.* Il faut donc fuir le voisinage des arbres pendant l'orage, et supporter la pluie en plein champ.

Il faut aussi s'éloigner des cours d'eau.

Dans l'intérieur de la maison, il est bon de supprimer les courants d'air en fermant les portes et les fenêtres, et s'éloigner de l'âtre, la cheminée en sa qualité d'objet élevé, attirant la foudre. Les objets en métal doivent être éloignés.

Coups de soleil et froidure

Les grandes chaleurs de l'été et les froids rigoureux sont susceptibles d'occasionner des accidents mortels.

En général, le paysan ne se préserve pas assez des rayons du soleil, soit qu'il travaille dans les champs, soit qu'il se livre au sommeil, en plein air, au milieu de la journée.

Les *coups de soleil* qu'il attrape si souvent ne constituent ordinairement que des accidents légers auxquels il fait à peine attention ; mais quelquefois il se produit des douleurs de tête, des éblouissements, du vertige, des vomissements, et l'on a vu des cas où des imprudents qui s'exposaient ainsi aux ardeurs du soleil tombaient foudroyés.

Quant au *froid*, les excès de boisson seuls le rendent dangereux, et l'on a précisément une tendance, quand le froid est rigoureux, à boire de l'eau-de-vie pour se réchauffer. Or, *l'alcool ne réchauffe pas, il refroidit* au contraire. Malheur à l'imprudent, qui, ayant fait un excès de boisson, se laisse aller au sommeil par le froid, transi et refroidi encore par l'alcool qui lui ôte toute énergie pour la résistance, il s'endort pour ne plus se réveiller.

Accidents de vendanges

Pour en finir avec les causes de mort liées aux travaux agricoles, je citerai encore l'asphyxie produite par les gaz que développe la fermentation du vin. *Descendre dans une cuve ou dans des locaux tels que caves, celliers où se trouve du vin en fermentation, c'est aller à une mort certaine.*

Avant d'entrer dans un endroit suspect, il faut y faire pénétrer une bougie allumée. Si celle-ci cesse de brûler, il faut aérer largement, et n'entrer que quand une nouvelle bougie allumée continuera de brûler. Les hommes courageux qui veulent porter secours aux malheureux asphyxiés, doivent prendre les mêmes précautions. Plus d'un a été victime de son dévouement, et a succombé pour sauver son semblable.

Le sauveteur, dans ce cas, doit se faire attacher une corde autour de la taille, et au moindre signal de sa part, on doit le retirer sans aucun retard.

Le gaz qui se développe dans les cuves est le même que celui qui se produit, mais moins abondamment, dans les granges où l'on a entassé des fourrages insuffisamment séchés. J'ai dit déjà combien il était dangereux de s'endormir dans des granges.

La conduite à tenir, quand un homme est retiré d'une cuve, consiste à prendre les mesures suivantes :

Placer sur un matelas, tête haute, dans un lieu bien aéré ou en plein air. Débarrasser de tous les vêtements qui serrent la poitrine et le cou, et s'efforcer le plus rapidement possible de rétablir la respiration et la circulation. — Les frictions sur le corps avec de l'eau-de-vie, des brosses, de la flanelle, aident à rétablir la circulation.

Pour la circulation il faut avoir recours principalement aux deux moyens suivants : la *traction rythmée de la langue* et *la respiration artificielle*.

Méthode de la traction rythmée de la langue.

Ouvrir la bouche de la victime, et, si les dents sont serrées, les écarter, en forçant avec les doigts ou avec un corps résistant quelconque : morceau de bois, manche de couteau, dos de cuiller ou de fourchette, extrémité d'une canne, etc.

Saisir solidement la partie antérieur de la langue entre le pouce et l'index de la main droite, nus ou revêtus d'un linge quelconque, d'un mouchoir de poche par exemple (pour empêcher le glissement), et exercer sur elle de fortes tractions répétées, successives, cadencées ou rythmées, suivies de relâchement ; en imitant les mouvements rythmés de la respiration elle-même au nombre d'au moins vingt par minute.

Les tractions linguales doivent être pratiquées sans retard et avec persistance durant une demi-heure, une heure et plus.

Méthode de la respiration artificielle

Coucher la victime sur le dos, les épaules légèrement soulevées, la bouche ouverte, la langue bien dégagée.

Saisir les bras à la hauteur des coudes, les appuyer assez fortement sur les parois de la poitrine, puis les écarter et les porter au-dessus de la tête, en décrivant un arc de cercle ; les ramener ensuite à leur position primitive, en pressant sur les parois de la poitrine.

Répéter ces mouvements environ vingt fois par minute, en continuant jusqu'au rétablissement de la respiration naturelle.

Il conviendra de commencer toujours par la méthode de la traction de la langue, en appliquant en même temps, s'il est possible, la méthode de la respiration artificielle.

D'autre part, il conviendra concurremment de chercher à ramener la circulation en frictionnant la surface du corps, en flagellant le tronc avec les mains ou avec des serviettes mouillées, en jetant de temps en temps de l'eau froide sur la figure, en faisant respirer de l'ammoniaque ou du vinaigre.

Dans le cas de pendaison, de noyade, d'asphyxie par la vapeur de charbon ou par les émanations des fosses d'aisances, il faut suivre la même ligne de conduite.

Dans le cas d'asphyxie par le froid, il faut rétablir la chaleur lentement, progressivement, en évitant de s'approcher du feu, mais en frottant au contraire avec de la neige ou de l'eau glacée.

Un homme gelé qu'on approcherait du feu ou qu'on porterait dans un appartement trop chaud serait irrévocablement perdu.

Dans les campagnes, on a l'habitude d'enterrer dans le fumier les malheureux asphyxiés par le froid. Cette pratique est dangereuse, à cause de l'acide carbonique et de la chaleur qui se dégage du fumier.

Si l'asphyxie a lieu par suite d'un coup de soleil, il faut transporter le malade dans un endroit frais, lui mettre des linges imbibés d'eau froide sur la tête, et de la moutarde aux mollets.

Piqûres

Les accidents qui ne sont pas mortels, mais qui entraînent des conséquences plus ou moins fâcheuses, sont très fréquentes et de nature très variées.

Je citerai d'abord les *piqûres de vipères*, qui, sans être toujours mortelles, entraînent des suites sérieuses, et exigent des soins immédiats.

On doit avant tout laver la plaie et la sucer, ce qui est absolument sans danger, si on n'a aucune plaie dans la bouche; placer un lien bien serré au-dessus du siège de la morsure et brûler la plaie avec un fer chaud.

Les *piqûres d'abeilles*, guêpes, frelons, ne déterminent que de l'enflure et une douleur cuisante. Il n'y a de danger que si les piqûres sont très nombreuses, comme cela arrive quand on est attaqué par un essaim de ces mouches.

Si la plaie contient encore l'aiguillon, il faut le retirer. On lave ensuite avec de l'eau vinaigrée ; enfin on applique un linge imbibé d'huile.

Mais la plus grande précaution à prendre contre les guêpes, c'est de bien s'assurer que les fruits n'en contiennent pas dans leur intérieur. Une piqûre de guêpe dans la bouche peut entraîner des conséquences rapidement mortelles.

Les piqûres faites aux doigts par certaines *épines ou par les herbes* piquantes qui se trouvent mélangées aux fourrages occasionnent souvent ce que l'on nomme un *panaris*.

Cette maladie est assez grave, parce que mal soignée, elle produit des difformités occasionnées par la chute des os des doigts (phalanges). On a la malheureuse habitude, à la campagne, de faire conjurer les panaris ou d'y appliquer des pommades infaillibles, dont le moindre inconvénient est de faire perdre un temps précieux. Il faut qu'un panaris soit ouvert d'un coup de lancette, et cette ouverture n'est jamais pratiquée trop tôt. L'incision faite, on met des cataplasmes.

Fièvre des foins

L'engrangement et la manipulation des foins donnent une toux particulière, quelquefois très longue et très difficile à guérir. Cette toux n'est dangereuse que pour ceux qui ont d'avance la poitrine délicate.

Le vannage, le battage ont les mêmes inconvénients ; généralement, on se garnit le nez et la bouche avec un mouchoir. Mieux vaudrait un masque d'escrime à mailles serrées, ou simplement un voile de gaze. De plus, il faut se laver souvent la figure et les yeux avec de l'eau fraîche.

Hernie

Je ne puis terminer sans parler d'une maladie trop fréquente à la campagne et occasionnée par les efforts quelquefois si pénibles que le paysan est obligé de faire : je veux parler de la *hernie* ou *descente*.

C'est une grosseur formée par la sortie d'une portion d'intestin, et qui se présente généralement à l'aine. Une hernie doit toujours être contenue par un bon *bandage*. Le choix d'un bandage n'est pas d'une petite importance. Il ne faut pas rechercher de la marchandise à bon marché un bandage de pacotille qui ne contient pas la hernie et expose même à aggraver l'infirmité.

L'usage d'un bon bandage prévient de terribles accidents dus à ce qu'on nomme l'étranglement. Si cet accident vient à se présenter, il faut se reposer, prendre un bain tiède prolongé en attendant l'arrivée du médecin, qui, seul, pourra donner les soins utiles.

Varices

Une autre infirmité extrêmement fréquente à la

campagne, c'est les *varices des jambes* occasionnées par le travail debout ou les marches forcées.

Ici encore il ne faut pas faire attention à une petite dépense et se procurer des bas élastiques, dont l'usage préservera les pénibles complications qu'entraînent les varices.

CHAPITRE XVI

DES SECOURS A DONNER EN CAS D'ACCIDENTS

Je viens d'indiquer les secours à donner dans une série d'accidents qui mettent la vie de l'homme en danger immédiat. — Il en est d'autres où tout homme doit intervenir pour secourir son prochain.

A Dieu ne plaise que je cherche à transformer le premier venu en chirurgien ; je ne demande qu'à leur indiquer le traitement à suivre en certain cas, en attendant l'arrivée du médecin, pour soulager le blessé et empêcher surtout qu'on ne lui nuise par des pratiques routinières, stupides, quelquefois désastreuses.

Certains accidents n'intéressent que la peau, qui, par sa situation même, est sujette à l'action directe d'une foule de causes vulnérantes. Ses lésions et ses altérations sont donc d'une extrême fréquence, et il est bon de savoir quelle conduite on devra tenir en présence d'accidents de peu de gravité.

Toute solution de continuité, provenant de l'action vulnérante d'un instrument piquant ou tranchant devra immédiatement être parfaitement lavée et nettoyée avec un peu d'eau alcoolisée ou d'eau phéniquée, puis mise à l'abri du contact de l'air, au moyen d'ouate, de taffetas gommé, de linge, etc.

L'action des instruments contondants donne lieu à des contusions qui produisent ordinairement une coloration violette de la peau que le public nomme un bleu. Une contusion doit être pansée avec une compresse imbibée d'eau salée ou d'eau-de-vie.

L'ampoule qui survient aux pieds après une marche forcée ou trop prolongée, ou aux mains après avoir fait de la gymnastique ou manié certains outils doit être pansée à l'eau-de-vie ; il faut auparavant évacuer la sérosité que contient l'ampoule en la perçant avec une épingle.

Sur les brûlures légères enfin, on appliquera de la gelée de groseilles ou de la pomme de terre râpée, ou la membrane interne d'un œuf, ou enfin de l'amidon. On enveloppe ensuite avec de l'ouate.

Des lésions plus graves sont les fractures des os.

On reçonnaît généralement qu'un membre est fracturé, aux signes suivants :

1° Douleur plus ou moins intense, surtout à la pression.

2° Impossibilité de mouvoir le membre.

3° Changements survenus subitement dans la forme, la longueur ou la direction du membre.

4° Mobilité anormale.

5° Quelquefois saillie des fragments sous la peau.

6° Enfin, perception directe du frottement des deux fragments, en pressant la main, au milieu de la partie — le frottement se nomme crépitation. — Il est inutile de chercher à produire ce symptôme.

Quand on se trouve en présence d'un homme qui a un membre fracturé, il ne s'agit pas, je l'ai dit déjà, de remplacer le médecin, mais en attendant son arrivée, d'épargner des souffrances intolérables, et souvent d'éviter les manœuvres inintelligentes qui peuvent compromettre les résultats de l'intervention de l'homme de l'art.

Il faut se contenter de soulever le membre fracturé avec douceur et précaution, et de placer au-dessous une planchette ou un débris de bois, qu'on maintiendra avec deux mouchoirs liés autour.

Cela fait, on étend le blessé sur une porte recouverte d'un matelas et on le fait transporter par deux ou quatre hommes.

Pendant le transport il faut éviter les secousses, le cahot, et sous ce rapport rejeter toujours et dans tous les cas, l'emploi d'un charriot ou d'une voiture.

Si le médecin tarde à venir, on enlève au patient ses chaussures, ses vêtements, en ayant soin de couper avec des ciseaux les pièces d'habillement qui seraient difficiles à dépouiller.

On maintient le membre fracturé sur la planchette sur laquelle il a été appliqué et on y met des compresses imbibées d'eau-de-vie coupée avec de l'eau.

Tels sont les soins auxquels on doit strictement se borner; l'application d'un appareil définitif destiné à remettre les fragments en place et à obtenir la consolidation est du ressort du chirurgien.

Les articulations présentent aussi un certain nombre de lésions que nous devons examiner.

Une des plus fréquentes est la contusion, peu grave habituellement ; mais pouvant cependant donner lieu à des conséquences sérieuses. En cas de contusion d'une articulation, du genou, par exemple, il faut faire coucher le patient, appliquer des compresses froides et souvent renouvelées, enfin, établir une compression modérée avec du coton et une bande.

On se comportera de la même manière, s'il se produit une plaie au niveau d'une articulation. Si la plaie pénètre jusque dans l'intérieur d'une articulation, il s'écoule un liquide filant, analogue à du blanc d'œuf qu'on nomme la synovie. Une plaie de cette nature est toujours grave et nécessite absolument l'intervention du médecin.

Un autre accident très fréquent, c'est l'entorse, produite ordinairement par un faux mouvement. Cette lésion est déterminée par la distension, l'éraillement et la rupture des ligaments sans que les surfaces articulaires changent de place.

Les premiers soins à donner en cas d'entorse sont d'abord l'immersion prolongée dans de l'eau très froide, puis l'immobilité, le repos au lit, des cataplasmes froids ou des compresses arrosées d'eau-de-vie camphrée.

Enfin, il reste à dire un mot des luxations, dans lesquelles les surfaces des articulations changent de rapports à la suite d'un accident (coup ou chute). On reconnaît une luxation à la déformation des parties, à une disposition anormale des saillies articulaires, disposition que l'on percevra en comparant avec les saillies du côté sain, à une douleur vive, à l'abolition des mouvements anormaux.

Une luxation doit être réduite par un chirurgien ; en attendant, il faut soutenir le membre lésé avec une écharpe, et appliquer des compresses. Le transport devra se faire ainsi que nous l'avons dit en parlant des fractures ; enfin, on devra déshabiller le blessé avec précaution, et ne pas craindre, pour éviter la souffrance, d'entailler les habits avec des ciseaux.

Enfin, il arrive souvent qu'à la suite d'un accident il y ait un abondant écoulement de sang.

Il y a deux sortes de vaisseaux qui charrient le sang : les veines et les artères. Si une veine est ouverte, on le reconnaît par la couleur du sang qui est noir et s'échappe en l'ouvrant. — Il suffit ordinairement de comprimer le joint blessé avec un linge mouillé que l'on maintient avec une bande.

Si, au contraire, une artère est ouverte, le sang s'échappe vermeil et par jets saccadés. — Il faut alors se hâter d'appeler le médecin. En attendant, il faut chercher à comprimer l'artère d'où vient le sang, en appliquant fortement le doigt sur la plaie même, ou en disposant au dessus un lien fortement serré.

CHAPITRE XVII

DES SOINS A DONNER DANS DIVERSES MALADIES EN ATTENDANT L'ARRIVÉE DU MÉDECIN

Il existe un certain nombre de troubles de la santé, pour lesquels il est bon de savoir quelle conduite tenir, quand on habite loin du médecin.

Les quelques indications que je donne ne doivent pas être considérées comme des traitements à opposer aux maladies ou aux indispositions.

Je n'ai l'intention que de montrer les pratiques les plus simples à mettre en œuvre, et à faire connaître celles qu'il faut rejeter et qui ne sont, malheureusement, souvent que trop en honneur.

Aigreurs d'estomac. — Quand on est sujet à des renvois aigres, indices d'une mauvaise digestion, qu'on éprouve une sensation de brûlure à l'estomac, il faut s'abstenir de vin, de cidre, de vinaigre, d'alcool et de tabac. On boira du lait aux repas et entre les repas.

Ampoules (*voir page* 183).

Angine ou mal de gorge. — Caractérisée par de la rougeur de la gorge et de la difficulté d'avaler.

Il sera bon de prendre des bains de pieds chauds, de se gargariser avec de l'eau vinaigrée et miellée. On se couvrira le cou légèrement. Il est mauvais de s'entourer le cou d'un amas de foulards, de fichus, voire même de bas de laine.

Se défier de l'angine couenneuse, maladie très grave, dans laquelle il se forme des membranes blanches dans la gorge. Chez les enfants, s'il y a de l'enrouement de la voix, une toux rauque et sifflante, il y a lieu de craindre le croup. En présence de cette terrible maladie, laisser agir le médecin, et ne pas s'opposer, par suite de croyances absurdes, à l'injection de sérum qui guérit presque toujours.

Apoplexie. — Attaque de paralysie. — En attendant le médecin, coucher le malade et éloigner de son lit toutes les personnes inutiles. Mettre la moutarde aux jambes et éviter de donner de l'alcool, de l'eau de mélisse, et autres breuvages forts, dont l'action peut être mauvaise.

Appétit (*Perte d'*). — Se mettre à la diète un jour ou deux ; boire des infusions amères ; au besoin, prendre un purgatif.

Asphyxie (*voir pages* 174-177).

Brûlure (*voir pages* 106-183).

Choléra (*voir diarrhée*).

Coliques. — Eviter de manger. Mettre des cataplasmes chauds sur le ventre. Prendre un lavement tiède, et boire des infusions de camomille et de menthe.

Pas de boissons alcooliques, eau-de-vie brûlée, vin chaud, etc.

Contusions (*voir pages* 24-183).

Convulsions chez les enfants. — Coucher l'enfant ; ouvrir les fenêtres ; dégraffer les habits. Rendre le cou et la taille libres. Repos complet. Eviter l'encombrement au bas du lit. Moutarde aux jambes. Infusions de tilleul. Ne pas tourmenter inutilement l'enfant en cherchant à déserrer les dents avec le manche d'une cuiller.

Cors aux pieds. — Ils résultent de la compression exercée par des chaussures étroites. Il faut donc se chausser de manière que les orteils aient une certaine liberté.

Il importe d'éviter de tailler les cors et surtout de les faire saigner.

Crachements de sang. — Repos absolu. Faire boire frais. Lait.

Dents (*Rages de dents*). — En attendant qu'on puisse faire soigner ou arracher la dent malade, il faut vider la cavité cariée des corps étrangers qu'elle contient, et y introduire un petite boulette d'ouate imbibée de créosote. On place par dessus une boulette de coton sèche ou un peu de cire molle, pour prévenir le contact de la créosote avec la bouche.

Diarrhée. — Chez les enfants très jeunes, la diarrhée est une maladie grave qui peut les emporter en quelques heures. S'ils sont élevés au biberon, il faut avant tout supprimer celui-ci.

Chez les grandes personnes, en cas de diarrhée, il faut se mettre à la diète, mettre des cataplasmes chauds sur le ventre, boire de la décoction de riz, ou de l'eau dans laquelle on délaye un blanc d'œuf par verre.

Mais il faut éviter le vin chaud et les boissons alcooliques.

Quand il existe une épidémie de choléra, il faut ne pas oublier que c'est toujours par la diarrhée que débute cette redoutable maladie. Le salut consiste à arrêter immédiatement toute diarrhée.

Pour cela : repos au lit ; diète absolue ; amener la sueur en se couvrant fortement ; boire par petites quantités à la fois ; des infusions chaudes de menthe, de camomille ou de sauge ; de petites quantités d'eau-de-vie ou de rhum.

Prendre d'heure en heure, jusqu'à cessation de la diarrhée, 5 gouttes de laudanum et une cuillerée à café de bismuth dans un peu d'eau. Pour le laudanum, ne pas dépasser la dose totale de

25 gouttes par jour ; et ne jamais administrer ce remède à un enfant au-dessous de l'âge de 10 ans.

Embarras gastrique. — Si après les repas on éprouve du malaise, de la pesanteur d'estomac, on peut boire du café ou du thé avec un peu d'eau-de-vie. S'il y a des envies de vomir, il faut les faire aboutir en prenant des boissons tièdes.

Si à la suite de cette indisposition, il existe du manque d'appétit, il faut garder la diète, et imiter en cela les animaux qui repoussent la nourriture quand ils sont malades.

Empoisonnement. — En attendant le médecin, faire vomir en chatouillant la gorge avec une barbe de plume. Donner du lait, du blanc d'œuf avec de l'eau ; mais pas d'eau-de-vie, ni de boissons spiritueuses.

Engelures. — Les laver avec de l'eau-de-vie.

Entorse. — (*Voir page* 186.)

Evanouissement. — Faire respirer du vinaigre ou de l'eau de Cologne ; et surtout, faire coucher horizontalement et la tête basse la personne en syncope. On a soin d'ouvrir les fenêtres pour donner de l'air, de dégrafer le col de chemise, la cravate, les bretelles, le corset chez les femmes.

Faire prendre quelques gouttes d'eau-de-vie.

Fièvre. — Toute fièvre doit être surveillée, car elle peut être le commencement d'une maladie grave. Garder le lit, et se contenter comme nourriture de bouillon et de lait.

Furoncles. — Eviter l'application d'excréments de vache ou autres; mettre des cataplasmes arrosés d'eau phéniquée. Faire ouvrir, si le furoncle ne crève pas, au bout de quelques jours.

Ivresse. — Faire coucher l'ivrogne, et le maintenir au lit. Favoriser les vomissements par des infusions tièdes. Quelques gouttes d'ammoniaque dans un verre d'eau dissipent les effets de l'ivresse. Ne jamais laisser enterrer jusqu'au cou dans du fumier. La mort peut être la conséquence de cette pratique barbare, fort usitée dans certaines régions.

Mal de tête. Migraine. — A surveiller, car beaucoup de maladies débutent par là. — Repos loin du bruit et de la lumière; infusions de thé ou de café, et compresses froides sur la tête.

Un bain de pieds produit souvent un excellent effet.

Moules (Empoisonnement par les). — Faire vomir comme dans l'empoisonnement.

Oreilles. — (*Voir page* 168.)

Panaris. — (*Voir page* 179.)

Point de côté. — Mettre un sinapisme sur le point douloureux, et se rappeler que c'est par un point de côté que commencent la fluxion de poitrine et la pleurésie. — Il est absolument inutile de se gorger de décoction de suie, ainsi que cela se fait.

Refroidissement. — Réchauffer avec des boules d'eau chaude, des frictions, des boissons chaudes, mais ne pas faire avaler des boissons alcooliques.

Rhume. — Prendre du repos. Eviter de parler. Boire des tisanes chaudes faites avec de l'orge ou de la capillaire, du lait chaud avec un peu d'eau-de-vie.

Il ne faut pas oublier qu'un rhume dégénère facilement en une maladie plus grave, et l'attention doit être tenue en éveil, si les rhumes reviennent fréquemment pour les causes les plus futiles.

Saignement du nez. — (*Voir pages* 25-187.)

Yeux. — (*Voir pages* 18-165.)

TABLE ANALYTIQUE

DES CHAPITRES

Avertissement de l'Editeur........................... v
Lettre de M. l'Inspecteur d'Académie.................... VII
Préface de M. le Directeur de l'École Normale d'Angers.... IX
Introduction. — L'Hygiène. — Hygiène générale. — Hygiène spéciale. — Hygiène professionnelle. — Hygiène du paysan.. XV

PREMIÈRE PARTIE

CHAPITRE I. — Alimentation des nouveaux-nés. — Allaitement naturel. — Allaitement artificiel. — De la vaccination. — Soins divers......................... 1
CHAPITRE II. — La salubrité à l'Ecole.................. 10
CHAPITRE III. — Hygiène de la vue à l'Ecole............. 15
CHAPITRE IV. — Conseils aux maîtres...................... 20
CHAPITRE V. — Les maladies contagieuses à l'Ecole. — L'eau pure. — L'aération. — La propreté. — Licenciement et éviction. — Variole. — Scarlatine. — Rougeole. — Varicelle. — Oreillons. — Diphtérie. — Coqueluche. — Teignes...................................... 28

DEUXIÈME PARTIE

CHAPITRE I. — La nourriture. — Généralités. — Le pain. — Soupe. — Bouillie. — Galettes. — Légumes. — Champignons. — Fruits. — Viande. — Poisson. — Œufs. — Le lait. — Fromage. — Corps gras. — Condiments... 37
CHAPITRE II. — La Boisson. — L'eau. — Eau de pluie et de neige. — Eau des cours d'eau. — Eau des étangs et des mares. — Eau de puits. — Eau de source. — Vin. — Cidre. — Boissons alcooliques. — Boissons acides. — Café. — Thé. — Chocolat............... ... 66

CHAPITRE III. — Le logis. — Viciation de l'air. — Choix d'un emplacement. — Voisinage des cours d'eau et des forêts. — Exposition. — Fondations. — Murailles. — Toiture. — Ouvertures. — Plancher supérieur. — Plancher inférieur. — Distribution. — L'intérieur de la maison. — Description d'une maison neuve. — Amélioration des fermes existantes. — Logis des journaliers........ 83

CHAPITRE IV. — L'éclairage. — Brûlures. — Viciation de l'air par les sources d'éclairage. — Allumettes........ 104

CHAPITRE V. — Le chauffage. — La cheminée. — Le poële. — Chaufferettes........ 108

CHAPITRE VI. — Le sommeil........ 111

CHAPITRE VII. — Les dépendances. — Etables et écuries. — Conditions de construction. — Conditions d'aération. — Conditions de propreté. — Hangars et granges. Caves. — Cour........ 120

CHAPITRE VIII. — Maladies des animaux pouvant se transmettre à l'homme. — Poux. — Gale. — Teignes. — Ver solitaire. — Trichine. — Fièvre aphteuse. — Morve. — Charbon. — Tuberculose. — Vaccin. — Désinfection des écuries........ 134

CHAPITRE IX. — Maladies transmissibles de l'homme à l'homme........ 146

CHAPITRE X. — La peau. — Les vêtements........ 150

CHAPITRE XI. — Les cheveux. — La barbe........ 158

CHAPITRE XII. — Les dents. — Carie........ 162

CHAPITRE XIII. — Les yeux........ 165

CHAPITRE XIV. — L'oreille........ 168

CHAPITRE XV. — Les accidents de travail. — Emploi des machines. — Travaux divers. — Foudre. — Coups de soleil et froidure. — Accidents de vendange. — Soins à donner. — Piqûres. — Fièvre des foins. — Hernies. — Varices........ 171

CHAPITRE XVI. — Secours à donner en cas d'accidents. — Fractures. — Contusion. — Plaies. — Entorse. — Luxations. — Hémorragies........ 182

CHAPITRE XVII. — Des soins à donner dans diverses maladies en attendant l'arrivée du médecin........ 188

TABLE ALPHABÉTIQUE

Abattage des arbres..... 172
Abcès des oreilles....... 169
Abeilles (piqûres d')..... 178
Accidents.............. 182
Accidents à la peau..... 152
Accidents de travail..... 171
Aération............... 86
Aération des étables..... 124
Aigreurs d'estomac...... 188
Air.................... 83
Air pur................ 84
Air vicié.............. 85
Alcool................. 77
Alcoolisme............. 78
Allaitement artificiel..... 3
Allaitement naturel...... 2
Allumettes............. 107
Amélioration des fermes. 101
Ampoules.............. 183
Angine................ 189
Anthrax malin.......... 139
Apéritifs.............. 78
Apoplexie.............. 189
Appétit................ 38
Articulations........... 185
Asphyxie.............. 174
Asphyxie par le froid.... 177
Attitude à l'Ecole....... 20
Bains.................. 151
Bains chez les enfants... 9
Bains froids............ 151
Bains tièdes............ 152
Bandage............... 180
Barbe................. 160
Beurre................ 63
Biberon............... 4
Bière................. 76
Blessures des yeux...... 18
Blouse................ 156
Boissons acides......... 79
Boissons aromatiques... 80
Boissons de café........ 80
Boissons de raisins secs. 77
Boissons économiques... 81
Boissons froides......... 67
Boucles d'oreilles....... 169
Bouillie............... 46
Bouillon............... 57
Bouillottes............ 12
Bretelles.............. 155
Brûlures.............. 166-183
Cache-nez............ 22-156
Cadavres d'animaux..... 132
Café.................. 80
Café au lait............ 80
Caleçons.............. 155
Carie dentaire.......... 163
Cauchemar............. 117
Caves................. 128
Ceinture.............. 156
Champignons.......... 49
Chandelle............. 104
Charançons............ 42
Charbon............... 138
Charriage.............. 172
Chauffage............. 108
Chauffage des classes.... 11
Chaufferettes........ 12-110
Chaulage.............. 166
Chaussures............ 154
Cheminée............. 108
Chemise.............. 155
Cheveux............ 23-158
Chiens enragés......... 141
Chocolat.............. 82
Choléra............... 190
Cidre................. 76
Citernes............... 70

Cocotte................ 137
Coiffure........... 23-153
Coliques.............. 190
Cols.................. 156
Condiments............ 63
Conseils aux maîtres.... 19
Conserves............. 58
Construction des étables. 122
Contusion............... 183
Contusion du nez....... 24
Convulsions............ 190
Coqueluche............ 34
Corps étrangers de l'oreille................ 168
Corps étrangers des narines................ 24
Corps gras............. 63
Cors................... 190
Corset................. 157
Couette................ 116
Coup de soleil.......... 173
Coupure............... 152
Cour.................. 128
Couvertures............ 117
Crachement de sang..... 190
Cravate................ 156
Défauts de fabrication de la farine............. 43
Dents.................. 162
Dépendances........... 120
Description d'une maison neuve............... 99
Désinfection des chambres 148
Désinfection des écuries. 145
Diarrhée.............. 191
Diarrhée des enfants.... 5
Diminution de la natalité. 1
Diphtérie.............. 34
Distribution du logis.... 96
Drap de lit............ 116
Eau................... 68
Eau aérée............. 69
Eau bouillie........... 73
Eau de neige.......... 70
Eau de mer........... 70
Eau des étangs........ 71
Eau de pluie.......... 70
Eau de puits.......... 72
Eau de rivière......... 71
Eau de source......... 73
Eau filtrée.......... 29-74
Eau potable........... 68
Eclairage.............. 104
Eclairage des classes.... 16
Ecoulements d'oreilles... 169
Ecriture penchée........ 17
Ecuries................ 120
Edredons.............. 116
Elagage................ 172
Embarras gastrique..... 192
Emplacement des écoles. 10
Emplacement du logis... 87
Empoisonnement........ 192
Engelures............. 192
Engrais humain......... 131
Entorse................ 186
Epidémies............. 148
Epines................ 179
Ergot.................. 41
Escargots.............. 58
Etables................ 120
Evanouissement......... 192
Exercices physiques..... 25
Exposition du logis...... 89
Extrait de viande....... 57
Faim................... 39
Falsification du vin..... 75
Farine.................. 41
Faux-cols.............. 156
Fenêtres............... 93
Fermentation des fourrages................ 127
Fermentation du vin..... 128
Fièvre................ 192
Fièvre aphteuse........ 137
Fièvre des foins........ 179
Filtres................ 74
Fondations............. 90
Fouace................ 45
Foudre................ 172
Fracture............... 183
Froidure............... 173
Fromage............... 62
Fruits................. 51
Fumier................ 129
Furoncle............... 193
Gale.................. 135
Galettes.............. 46
Gesse................. 42
Granges............... 127
Granulations........... 18
Gymnastique........... 26
Hangars............... 127
Hémorrhagie........... 187

Hernie.................. 180
Huile de pétrole......... 104
Hygiène des dents........ 21
Hygiène de la vue....... 15
Impression des livres.... 17
Incendies dans les granges 127
Indigestion............. 39
Insomnie 112
Intérieur du logis....... 98
Ivraie.................. 42
Ivresse 75-193
Jarretières............. 157
Ladrerie................ 56
Lait............... 4-5-60
Lampe.................. 104
Lampe à essence......... 105
Latrines................ 131
Lecture au lit.......... 18
Légumes................ 47
Légumes farineux....... 48
Légumes verts.......... 47
Licenciement des écoles. 31
Lieux d'aisance......... 13
Liqueurs fortes......... 77
Lit..................... 115
Lit de fer.............. 115
Logis................... 83
Logis des journaliers... 102
Luxations............... 186
Machines 171
Maillot................. 7
Maladies contagieuses à l'école 28
Maladie des animaux se transmettant à l'homme. 134
Maladies transmissibles de l'homme à l'homme. 146
Mal de tête............. 193
Mangeoire 123
Manteaux................ 156
Mares 132
Mastication 162
Matelas................. 115
Mélampyre.............. 42
Migraine................ 193
Mobilier scolaire....... 14
Moisissures............. 43
Mortalité des enfants.... 1
Morve 137
Mouches charbonneuses. 140
Moules 58-193
Murailles 96
Myopie 15
Nielle.................. 42
Nourriture.............. 37
Noyade 177
Obésité 39
Œufs................... 59
Œufs de poissons....... 58
Ongles.................. 22
Oreille................. 168
Oreillers............... 116
Oreillons............... 23
Ouvertures.............. 93
Paillasse............... 115
Pain.................... 40
Pain d'avoine........... 40
Pain de froment......... 41
Pain d'orge............. 40
Pain de seigle.......... 40
Pain frais.............. 45
Panaris................. 179
Pansement des plaies.... 152
Pantalons............... 155
Paralysie............... 189
Pavage de l'étable....... 122
Peau.................... 150
Pelade.................. 35
Pellagre................ 41
Pendaison............... 177
Perte d'appétit.......... 189
Pesées des enfants...... 3
Peste bovine............ 138
Pétrissage.............. 44
Piqûres............ 152-178
Plafond................. 95
Plafond de l'étable...... 123
Plaies.................. 152
Plancher................ 95
Plantes dans les appartements................. 114
Poëles............. 11-109
Point de côté........... 193
Poissons................ 58
Poivre.................. 65
Pommade................ 159
Portes.................. 93
Poux.......... 23-134-159
Précautions en temps d'épidémie............... 30
Promenade des enfants... 8
Propreté................ 150
Propreté chez les enfants. 8
Propreté des étables..... 126

Propreté des locaux scolaires ... 14
Pustule maligne ... 139
Qualité d'une bonne viande ... 55
Rage ... 140
Rage de dents ... 190
Ratelier ... 123
Réchauds ... 113
Refroidissement ... 194
Rémiage ... 76
Repas ... 39
Respiration artificielle ... 176
Rêves ... 117
Rhume ... 194
Ricin ... 134
Rideaux ... 94
Rideaux de lit ... 115
Rougeole ... 33
Rougets ... 153
Saignement de nez ... 25
Salaisons ... 57
Salive ... 21
Salubrité de l'École ... 10
Saumure ... 64
Scarlatine ... 33
Sel ... 64
Sevrage ... 3
Sieste ... 118
Soif ... 67
Soins à donner en divers cas 188
Sol des étables ... 122
Sol marécageux ... 88
Sommeil ... 111
Sommeil dans les étables. 118
Sommeil dans les granges 118
Sommeil des enfants ... 8
Soufrage de la vigne ... 166
Soupe ... 46
Sucre ... 64
Sueurs exagérées ... 153
Surmenage des muscles . 26
Tabac ... 170
Teignes ... 136-159
Teigne faveuse ... 34
Teigne tonsurante ... 35
Thé ... 82
Tiques ... 134
Toitures ... 92
Tractions rythmées de la langue ... 175
Trichine ... 56-136
Tricot ... 155
Tuberculose ... 143
Vaccin ... 144
Vaccination ... 6
Vapeur de charbon 12-113-177
Varicelle ... 33
Varices ... 180
Variole ... 32
Vase de nuit ... 112
Veilleuse ... 114
Vendanges ... 174
Ventilateurs ... 11-124
Ventilation des classes .. 10
Verdet ... 41
Verjus ... 65
Vers ... 47
Ver solitaire ... 56-136
Vêtements ... 153-155
Vêtements de nuit ... 113
Viande ... 52
Viciation de l'air par l'éclairage ... 106
Vin ... 75
Vinaigre ... 65
Vipères ... 178
Voisinage des cours d'eau 89
Voisinage des forêts ... 89
Volaille ... 58
Yeux ... 165

www.ingramcontent.com/pod-product-compliance
Ingram Content Group UK Ltd.
Pitfield, Milton Keynes, MK11 3LW, UK
UKHW022050190726
13855UKWH00002B/465

9 782013 041829